跨院电子病历数据融合关键技术及标准构建

■ 赵杰 侯丽 著

U0211026

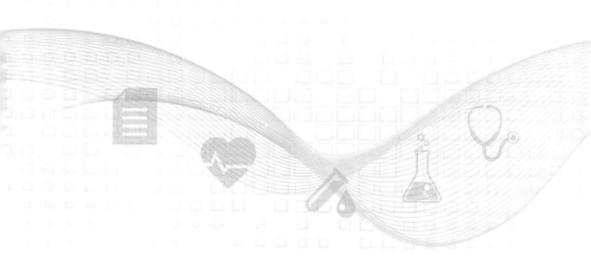

CᴺS | K 湖南科学技术出版社

图书在版编目（ＣＩＰ）数据

跨院电子病历数据融合关键技术及标准构建 / 赵杰,侯丽著. — 长沙：
湖南科学技术出版社，2022.5
　ISBN 978-7-5710-1522-0

　Ⅰ．①跨… Ⅱ．①赵… ②侯… Ⅲ．①电子技术－应用－病案－研究
Ⅳ．①R197.323.1

　中国版本图书馆 CIP 数据核字(2022)第 058699 号

KUAYUAN DIANZI BINGLI SHUJU RONGHE GUANJIAN JISHU JI BIAOZHUN GOUJIAN
跨院电子病历数据融合关键技术及标准构建

著　　者：赵 杰 侯 丽
出 版 人：潘晓山
责任编辑：姜 岚
出版发行：湖南科学技术出版社
社　　址：长沙市芙蓉中路一段 416 号泊富国际金融中心
网　　址：http://www.hnstp.com
湖南科学技术出版社天猫旗舰店网址：
　　　　　http://hnkjcbs.tmall.com
邮购联系：0731-84375808
印　　刷：长沙市宏发印刷有限公司
　　　　　（印装质量问题请直接与本厂联系）
厂　　址：长沙市开福区捞刀河大星村 343 号
邮　　编：410153
版　　次：2022 年 5 月第 1 版
印　　次：2022 年 5 月第 1 次印刷
开　　本：710mm×1000mm　1/16
印　　张：8.5
字　　数：132 千字
书　　号：ISBN 978-7-5710-1522-0
定　　价：58.00 元

前　言

伴随物联网、人工智能、大数据等新一代信息技术的助推，医疗健康领域数字化、信息化进程的进一步深化，数字化智慧医院将成为未来医疗健康生活的必然趋势，而电子病历是打通医院内部信息化系统，使患者信息在院内乃至不同院区间实时流动并共享，使得远程医疗平台、影像辅助诊断云平台和区域健康信息集成平台成为现实的关键要素。跨机构、跨医院、跨区域的信息互通共享，必须有统一的信息标准、数据传输标准与内容标准作为基础，标准是实现互联互通一切共享的基石，而基于统一标准的电子病历应用发展将有利于智慧医院的落地与构建。

2016年国务院颁布的《国务院办公厅关于促进和规范健康医疗大数据应用发展的指导意见》中指出，鼓励各类医疗卫生机构推进健康医疗大数据采集、存储，加强应用支撑和运维技术保障，打通数据资源共享通道。为了有效管理跨机构、跨医院电子病历数据共享的问题，原国家卫生和计划生育委员会（简称卫计委）于2016年发布了《电子病历共享文档规范》等57项卫生行业标准，要求医院按照这一系列标准推进电子病历的共享应用。

当前，电子病历的标准化工作任重道远，依然面临很多现实挑战，主要表现在两个方面：其一，由于复杂多变的临床医学环境，以及医学研究的迅速发展，临床医学领域的术语量大，且由于每一位临床医师的不同知识背景与习惯造成电子病历书写的巨大差异，亟须进行临床医学术语的标准化工作，而临床医学术语标准是实现语义层面系统互操作的基础条件。其二，尽管原国家卫计委发布了有关电子病历共享文档的规范，但是不同医院采用不同的医院信息系统（HIS）开发商，已经根据医院特色设计开发了适合本医院的HIS框架，针对后期制定的标准重新调整架构存在经济成本与时间成本的问题。故而，跨区域的电子病历共享并未能真正建立起来。

针对现有跨院电子病历存在的数据标准不一致、语言表达多样化等阻碍信息语义互操作的问题，本书对跨院电子病历的数据融合关键技术及标准开展研究，并尝试展开相关数据融合的实践，根据医疗领域的数据融合需求对不同机构的电子病历现状进行剖析，发现目前存在的问题。首先，从电子病历数据内容的规范化出发开展探索，基于真实世界的临床数据，进行异构数据格式转换与抽取；利用深度学习算法，基于标注语料开展多类型医疗实体的识别抽取及标准化映射研究；设计一套针对异构术语进行整合及知识表示的方法体系，完成对不同类型医学实体的统一管理与维护，构建一套独立于系统之外、能被广泛理解的、适合中国国情的标准化术语规范，有助于解决术语重复、内涵不清、语义表达和理解不一致等问题。其次，在临床信息标准化模型研究方面，深入研究通用领域数据融合与数据标准化的关键技术，从数据融合和信息标准化的角度出发，借助双层信息模型理论和方法探讨基于电子病历的临床信息模型构建方法；开展一系列的实践探索，以期为我国电子病历信息的语义标准化研究提供方向，为病历信息的规范化录入及数据的有效利用奠定基础。

本书由赵杰、侯丽共同主持撰写，写作过程中得到了研究团队成员的大力支持，为了高质量地完成书籍撰写工作，团队成员经过多次讨论和交流，在交流中碰撞出火花，对问题有了更加深刻的理解。写作过程中部分章节参考了团队成员李露琪、吴萌等人的相关研究论文，具体包括数据融合的关键技术、跨院电子病历数据的实体抽取技术与实验实施，且两位参与了书稿的校对工作，初稿完成后，又经过多轮修订才形成最终的版本。

本书系互联网医疗与系统应用国家工程实验室项目"面向跨院的电子病历数据融合关键技术与标准构建研究"成果之一，研究过程得到互联网医疗与系统应用国家工程实验室项目的基金资助。本书的出版得到国家超级计算郑州中心创新生态系统建设科技专项（项目编号：201400210400）、中国工程科技知识中心建设项目"医药卫生专业知识服务系统"（项目编号：CKCEST‐2021‐1‐6）、中央引导地方科技发展专项资金项目的支持。再次对互联网医疗与系统应用国家工程实验室、中国医学科学院医学信息研究所的专家表示衷心的感谢。同时，也感谢在本书撰写之初，钱庆研究员给予的建设性意见，以及参与本书大量基础整理工作与实验实施的团队成员马倩倩、王琳琳、石金铭、邢丽华、李露琪、吴萌、何贤英、唐小勇、崔芳芳、翟运开（以上排名不分先后），他们为本书的顺利完成做出了巨大的贡献。感谢所有为本书出版前后张罗联系的各位朋友，衷心感谢多年来给予我们支持与帮助的各位师长、同事、同仁和朋友们，本书的研究成果与大家的鼎力支持密不可分。由于编者水平所限，书中见解和分析尚不够深入完善，有些观点还不够成熟，诚请专家同仁和读者朋友们批评指正。

编　者

2022 年 4 月

目　　　录

第一章　概　述

第二章　我国电子病历信息化标准建设现状

第三章　面向跨院电子病历数据的实体识别

第四章　基于跨院电子病历数据的临床术语标准化

第一章　概　述

第一节　数据融合

一、数据整合的产生

"数据整合"的相关研究始于 20 世纪 80 年代，主要集中在国外计算机界的数据库领域和企业界。2000 年以来，国内学者在图书情报界、计算机科学界、企业界比较集中地对数字资源整合与集成进行了研究。虽然数据整合的概念在各研究领域有不同的界定，但是它的本质都是通过一定的技术手段，把不同来源、不同格式、不同特点、不同性质的异构数据，在逻辑上或物理上进行有机地集中，屏蔽各种数据源的差异，让这些异构系统"互通互联"并以统一的视图形式表现出来，达到异构数据的共知和共享。

二、数据融合的概念

"数据融合"的概念及技术最早被应用于军事领域，包括对各种信息源给出的有用信息的采集、传输、综合、过滤、相关及合成，以便辅助人们进行态势和/或环境判定、规划。后来"数据融合"被应用于遥感测绘领域，主要是指对多来源、多模态数据的属性融合，消除信息之间的冗余和矛盾，加以互补，改善遥感信息提取的及时性和可靠性，提高数据的使用效率。伴随着大数据时代的到来，广泛的"数据融合"概念被提起并应用于不同行业的大数据融合，是指在多来源"数据整合"的基础上，更加强调数据的互补性和完整性，以期全面勾勒用户全貌，以提升数据价值为目的。基于数据的利用情况，将数据融合分为 3 个层次：①数据组合，由不同来源的数据简单组合形成，属于物理反应，数据属性本质没有改变。②数据整合，多方数据可以互相连通使用，能够产生一定的模式并发现一定的规律。③数据集合，通过数据的深度利用，孵化产生新产品、新模式。

在国外的相关研究中，狭义的"数据融合"是指将代表现实世界中同一个对象的多个记录融合成单一、一致和清晰的表示过程，多用于不同的数据库、信息系统之间数据的存储和检索任务，其目标是最终获得完整、简洁、一致的数据表示，消除数据表示的不确定性和冲突性。通用的数据融合方法主要分为 3 个步骤：第一步，需要识别用于描述数据源中的信息项的相应属性，建立一个模式映射，用于将数据源中识别的数据转换为通用表示形式（重命名、格式重构等）。第二步，对不同数据源中识别的对象进行标识和对齐，并使用重复检测技术找到同一对象的多个不一致的表示。第三步，将同一对象的不同表示按照一定的规则合并融合为唯一表示，删除冗余数据的同时解决数据中的不一致问题。其中，包括数据映射、重复检测等关键技术（图 1－1）。

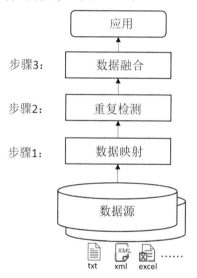

图 1－1　通用领域数据融合模型

数据映射是大型数据迁移和数据集成过程的必要组成部分，它是一种将数据源中的字段与存储目标字段进行匹配的机制，字段可以是姓名、年龄、身高、体重等任何输入。数据融合过程中经常出现多个关键数据源提供不同格式的信息，而这些格式可能与数据目标的配置方式不兼容，增加了数据丢失、重复或者不完整的风险，任何结果都会在数据分析阶段产生负面的影响。因此，借助数据映射能够降低这些风险，使数据标准化的过程清晰且易于理解。重复数据检测技术更侧重于发现不同系统中存在的冗余数据，对冗余数据进行识别和消除。重复数据检测过程中用到的主要技术手段为冗余消除、相似数据检测。

　　基于上述对通用领域"数据融合"概念以及通用方法的辨析，本书研究的电子病历数据融合将借鉴通用领域概念，并根据医疗健康数据共享的特点，在数据集成的基础上进行数据融合，以实现数据再利用和提升电子病历数据价值为目的，以电子病历中的静态数据为处理对象，运用一系列自然语言处理以及信息模型构建等技术手段，解决不同来源机构电子病历数据异构、数据映射、实体识别、实体归并、语义互操作等问题，实现跨机构数据之间的互通共享。

第二节　电子病历的数据融合

一、大数据时代医疗信息化发展

　　医疗信息化是指医疗服务的数字化、网络化，通过计算机技术和网络通信技术为各医院和部门提供患者信息以及管理信息的收集、存储、处理、提取、交换等。实际应用中，医疗信息化建设主要依托先进的数字化技术，在信息技术、大数据、云计算等技术的支持下，通过数据信息挖掘，整合医疗系统资源信息，推动各项医疗服务的标准化、系统化发展，有助于提高医疗资源利用效率，优化医疗服务流程。医疗信息化主要包括医院信息化和区域卫生信息化，医院信息化又包括医院管理信息化、临床管理信息化、医院信息集成化等。国内的医疗信息行业总体起步于 20 世纪 90 年代，但一直处于慢速探索和试错发展并行的阶段。自 2009 年起，医疗信息化作为医疗深化改革的"四梁八柱"之一，成为医疗行业发展的重要方向，并且已经纳入"十三五"国家网络安全和信息化建设重点项目进行建设。医疗健康信息化的总体框架主要包括 3 个数据库：全员人口信息数据库、电子病历数据库和电子健康档案数据库。以 3 个数据库来支撑一个信息平台，在平台上支持 6 大类业务应用：公共卫生、计划生育、医疗服务、医疗保障、药品供应保障和综合管理，逐步形成国家、省、地市和县的四级区域人口健康信息平台，同时强化信息标准体系和信息安全体系。作为支持医疗业务优化、提升医疗服务质量、降低医疗服务费用、促进医学进步发展的有效手段，医疗卫生信息化越来越得到卫生健康主管部门和医疗机构的重视。

　　我国医疗信息化建设主要经历了 3 个发展阶段：①医院信息系统（hospital information system，HIS）阶段，目标是提升医院管理效率，以 HIS 建设为主。HIS 系统以经济核算为主轴，主要是实现对医院人流、物流、财流的综合管理。主要模块包括门诊挂号系统、门诊收费系统、出入院管理系统、药房管理系统等。②临床信息系统（clinical information system，CIS）阶段，主要内容是各类临床应用，是以患者为核心、对诊疗流程进行管理的系统，主要模块包括：电子病历（electronic medical record，EMR）系统、影像存储与传输系统（picture archiving and communication system，PACS）、实验室信息系统（laboratory information system，LIS）、放射科信息系统（radiology information system，RIS）、手术室麻醉信息系统（anesthesia information management system，AIMS）等。③数据整合阶段，医院各个科室的信息化建设的不断成熟，一方面将医院内部的数据互联互通，通过共享与数据价值挖掘进一步提升医院管理和临床决策水平；另一方面，不同医疗机构的数据互通将有助于分工协作，提升整体效率。

随着我国人民生活水平的提高，各类卫生机构的支出呈逐渐上升的趋势，而与此同时，医疗信息化投资规模以及其占卫生总费用的支出比例也在不断地提高。根据 IDC 前瞻产业研究院的数据显示，近年来，我国医疗信息化产业呈现高速增长，且增速保持在 10% 以上的较高水平，2019 年我国医疗行业信息化市场规模约为 548.2 亿元，同比增长 11.5%。2020 年我国医疗信息化市场规模突破 650 亿元。虽然医疗信息化已成中国信息化发展重点突破的关键领域，且已纳入"十三五"国家网络安全和信息化建设重点，但从总体来看，目前我国的医疗信息化程度依然不算高，市场规模也比较有限。数据显示，当前美国人均医疗信息化投入已将近 85 美元，而中国人均医疗信息化投入为 2.5 美元，约为前者的 3%。我国在医疗信息化领域仍有很大的发展空间，在医疗信息化标准制定、医疗信息化资源结构配置、人才培养等多个方面仍需要很大的投入与提升。我国医疗信息化建设起步较晚，医疗信息化平台建设具有较强的地域性，例如一线城市医疗信息系统相对二、三线城市较完善，一些小城市和农村地区医疗信息化建设还相对落后。医疗信息化为医疗事业发展带来价值的同时，亦对患者个人隐私的保护带来挑战。

近年来，随着医疗卫生大数据呈现爆发式增长趋势，在以移动互联网、大数据、云计算、智能穿戴设备、5G 为代表的新一代信息技术的支撑下，全民健康信息化步入综合提升与创新发展阶段。国家加快推进医疗卫生改革和人口健康信息化的建设，强调以人的健康为中心，优化健康医疗服务流程，创新健康医疗服务模式，推进医疗卫生资源优化配置，开展便民惠民等新型健康医疗服务。2016 年国务院颁布的《国务院办公厅关于促进和规范健康医疗大数据应用发展的指导意见》中指出，鼓励各类医疗卫生机构推进健康医疗大数据采集、存储，加强应用支撑和运维技术保障，打通数据资源共享通道。加快建设和完善以居民电子健康档案、电子病历、电子处方等为核心的基础数据库。"十九大"明确提出，要推动互联网、大数据、人工智能和实体经济深度融合。医疗信息化迎来了新的发展和机遇。

随着社会化网络的兴起，以及新一代信息技术的广泛应用，全球的数据正以前所未有的速度增长，人类社会进入大数据时代。大数据又称巨量资料，不仅在于数量大，而且是"有用"的、能实现增值的数据，即通过数据处理，巨量数据可以成为有用的、实现增值的咨询和信息形式。在大数据时代的医疗信息化中，医疗信息数据存在数据量大、种类繁多、价值密度低、速度时效快等特点。如医疗日志、电子病历、医学影像、临床数据、挂号、缴费等多种医疗信息数据，每天会进行大量的更新、储存和分析处理等任务。大量数据的出现，为医疗信息化中一些医疗系统平台的软硬件承载能力带来更大的考验。基于医疗大数据的挖掘、分析、处理等方法的广泛研究与应用，在辅助医疗诊断、药物研发、医学知识发现、精准治疗等多个方面为医学研究与临床应用带来新的价值。大数据的时代背景和分析处理方法给医疗信息化建设带来巨大的影响，其技术和理念影响并左右着医疗信息化的发展趋势及社会效益与效果。

在大数据新时代的背景下，我国医疗信息化建设与发展获得新的机遇，也迎来新的挑战。大数据的信息特点要求医疗信息化建设适应大数据时代的技术和理念要求，在医疗信息化中，技术手段和理念将得到更新。从大量数据中提取有用信息辅助决策是大数据分析的目标，因此对医疗数据的数据量、数据质量以及数据的真实性都提出了更高的要求。现阶段，我国医院信息化建设刚起步，未建立统一的建设规定，且各地区及医院之间不能共享数据资源，需要进一步解决目前医疗信息化过程中的一系列数据标准化问题，将非标准化的场景标准化、规范化，得到真实、连续、完整的医疗数据。不同的医疗机构要加大数据和信息共享力度，建立规范的医疗信息标准体系，注重医疗信息软件的兼容性，统一协调各种数据标准和接口。只有这样，才能有效发挥医疗大数据的潜在价值，实现医疗信息化到智能化的发展，通过大数据、人工智能等技术，实现辅助诊断、健康管理等，进一步解决医疗资源供给短缺的核心问题。

医疗卫生信息标准在当前的信息化工作中发挥着重要的作用，标准是实现系统互联互通、信息融合共享的基础。构建医疗卫生信息标准可以全面促进计算机系统的互操作性和信息的跨系统、跨机构、跨地域共享。医院信息化建设作为医疗卫生信息化建设的重要组成部分，其信息标准化工作直接关系到医院信息化建设和发展。其中，电子病历是医院信息化高度发展的必然产物，是医院病历现代化管理的必然趋势。中投顾问发布的《2016—2020 年中国电子病历行业投资分析及前景预测报告》指出，随着医疗信息化建设的不断加快，临床和档案信息管理需求的激增，电子病历已成为医院信息系统的一个核心。电子病历标准化有助于引导整个电子病历产业往规范化方向发展，使电子病历产业中不同角色有了共同的认知参照基础，并使电子病历数据质量得到提升。面向电子病历的数据整合以及标准构建极大地促进了我国医疗信息化的发展，是实现医疗信息数据互联互通的关键。

二、电子病历的数据整合是促进医疗信息化发展的关键

电子病历从狭义的角度讲，是指用电子设备（例如计算机、健康卡等）保存、管理、传输和重现的数字化的医疗记录，用以取代手写纸张病历。电子病历是 CIS 最核心、最重要的组成部分，它可以作为一个平台，与 HIS、PACS、LIS、RIS 等系统无缝接入整合，从而达到信息资源共享使用。电子病历系统是采用 HL7（Health Level 7）标准及可扩展标记语言（XML）的方式处理交互文件，要求每个数据节点都可查询分析，进行有效的数据挖掘。医院通过电子病历以电子化方式记录患者就诊的信息，包括门诊病历和住院病历。其中，既有结构化信息，也有非结构化的自由文本，以及图形图像信息。电子病历不仅包括纸张病案的所有内容，而且包括声像、图文等信息，主要涉及患者信息的采集、存储、传输、质量控制、统计和利用。电子病历在医疗中作为主要的信息源，核心价值不单纯在于病历的无纸化存储和电子化记录，还可实现质量控制、循证医学、临床路径、疾病监测等功能。电子病历共享性好，使用方便，有益于提高医疗管理水平、安全水平和质控能力，有效促进医疗创新、节约人力成本，同时还可提供有保健价值的健康档案，是区域协同医疗信息化的重要数据库。因此，电子病历是实现院内、院外"数据互联互通"的核心，也是实现区域医疗信息化的关键。

美国等部分发达国家由于基础和现实环境较好，电子病历发展起步早，已经形成阶段性的成果，发展了一批区域性的电子病历系统。同国外的发达国家相比，我国的电子病历起步较晚。从建设水平看，电子病历的发展经历了纸质病历电子化、结构化电子病历、完整的电子病历等阶段。随着以患者为核心的理念不断加强，电子病历成为医疗信息化变革的核心，一直是政策强调的重点之一。新医改明确提出"以医院管理和电子病历为重点，推进医院信息化建设"的要求后，各地纷纷加强电子病历系统的建设，并在提升医疗质量、优化管理流程、促进区域医学信息共享等方面取得了一定进展和成效。以北京地区为例，北京市卫生健康委员会信息中心于 2020 年 11 月发布了《关于公布 2020 年度北京地区电子病历系统应用水平分级评价结果（0—4 级）的通知》，其中显示了填报的 180 家医院的评审与定级结果，38 家医疗机构通过 4 级评审，58 家医疗机构通过 3 级评审，47 家医疗机构通过 2 级评审，12 家医疗机构通过 1 级评审，25 家医疗机构为 0 级。与 2019 年相比，2020 年通过 4 级、3 级评审的医疗机构数量增加了 75％。同时，北京地区医疗机构电子病历有望实现互联互通，北京市已建立了电子病历共享平台一期工程，并有 30 所试点医院接入平台，极大地方便了医护人员的工作，为老百姓看病就医提供更优质的服务。

　　同时，随着大数据时代的到来，国内外多种研究致力于利用数据挖掘技术，对电子病历数据进行统计、分析及提取，在海量电子病历数据中发现有价值的规则，为临床专家在疾病诊治和临床科研中提供科学依据，提升诊治水平。例如，利用电子病历可以分析区域病种的发病情况、发病年龄段、发病的季节变化，对疾病做出趋势分析；预测患者死亡率、出院率、再入院率，从而改善医师治疗效果；发现现有药物的新适应证，促进药物重定位；对电子病历中的术语和语义关系进行提取，助力下一步的临床决策；利用机器学习、回顾性方法对电子病历进行分析，更准确地对疾病进行诊断。

　　当前，国内电子病历数据仍存在诸多问题。国内各医院采用不同公司开发的医院信息系统，各医院产生的电子病历在存储格式、框架结构、描述方式等方面存在差异，在相同系统的不同版本之间，数据的统一表示、关联和集成也存在各种问题。医师临床实践以及不同专科、病种对数据的表现形式差别很大，电子病历在自由文本的表达方式和语言风格不尽相同。同时，医学知识概念庞大复杂，电子病历的数据内容也复杂多样。此外，电子病历数据还存在质量参差不齐，使用过程中出现数据损坏与丢失、数据被篡改等问题。以上这些电子病历的现状和数据特征，使不同医疗机构之间的信息交换、共享、整合和利用难以达成，也使得基于电子病历的数据挖掘和统计分析难以实现。因此，对电子病历进行整合以及标准化可以有效解决电子病历的信息异构性问题，从而实现电子病历的资源共享和互联互通，促进医疗数据的有效利用，一定程度上解决部分地区医疗资源不足的问题，大大推进医疗信息化的发展。同时，形成患者贯穿一生的电子病历，架起医疗与预防相结合的桥梁，为居民提供连续、科学的诊疗服务，整体提高我国的卫生监管能力以及医疗卫生的服务水平。

自 2013 年国务院发布《关于促进健康服务业发展的若干意见》开始，2015 年发布的《促进大数据发展行动纲要》以及 2016 年发布的《国务院办公厅关于促进和规范健康医疗大数据应用发展的指导意见》《"健康中国 2030"规划纲要》都特别鼓励各类医疗卫生机构推进健康医疗大数据采集、存储，加强应用支撑和运维技术保障，打通数据资源共享通道。加快建设和完善以居民电子健康档案、电子病历、电子处方等为核心的基础数据库，其主要目标就是将彼此独立、分散在不同机构的医疗数据整合起来，提高数据的深度开发和利用。在 2018 年 1 月 1 日至 2020 年 12 月 31 日国务院与国家卫生健康委员会（简称卫健委）发布的医疗信息化相关政策文件都对电子病历建设有要求（表 1－1）。其中，2018 年国家卫健委发布的《关于进一步推进以电子病历为核心的医疗机构信息化建设工作的通知》，强调了电子病历信息化建设工作的重要性，电子病历数据的完整性、互通性与准确性是推进医疗数据有效利用的重要环节，重点指出要推进电子病历系统整合和互联互通，实现不同部门的不同信息系统由分散到整合再到嵌合融合，解决信息孤岛和信息烟囱等问题。

表 1－1   2018 年 1 月 1 日至 2020 年 12 月 31 日国务院与国家卫健委发布的医疗信息化相关政策文件

政策文件	发布时间	发文机构	信息化相关内容
《全国医院信息化建设标准与规范（试行）》	2018 年 4 月	国家卫健委	针对各级医院的临床业务和医院管理等工作，覆盖医院信息化建设的主要业务和建设要求，从软硬件建设、安全保障、新兴技术应用等方面规范医院信息化建设主要内容和要求。
《国务院办公厅关于促进"互联网＋医疗健康"发展的意见》	2018 年 7 月	国务院办公厅	实现现有公共卫生信息系统与居民电子健康档案的联通整合；推动居民电子健康档案在线查询和规范使用，到 2020 年，实现电子健康档案数据库与电子病历数据库互联对接；大力提升医疗机构信息化建设和应用水平，到 2020 年，三级医院要实现院内医疗服务信息互通共享。

续表

政策文件	发布时间	发文机构	信息化相关内容
《关于进一步推进以电子病历为核心的医疗机构信息化建设工作的通知》	2018 年 12 月	国家卫健委	实现诊疗服务环节全覆盖;发挥临床诊疗决策支持功能;推进系统整合和互联互通;加强电子病历信息化水平评价;确保电子病历信息化建设运行安全等。
《电子病历系统应用水平分级评价标准（试行）》	2018 年 12 月	国家卫健委	制定评价方法和评价标准,对以电子病历为核心医院信息化建设的各级各类医疗机构进行电子病历系统的应用评级,共分为 0～8 级。
《全国基层医疗卫生机构信息化建设标准与规范（试行）》	2019 年 4 月	国家卫健委	覆盖基层医疗卫生机构信息化建设的主要业务和建设要求,从软硬件建设、安全保障、新兴技术应用等方面规范基层医疗卫生机构信息化建设主要内容和要求。
《2020 版医院信息互联互通标准化成熟度测评方案》	2020 年 8 月	国家卫健委	针对以电子病历和医院信息平台为核心的医疗机构信息化项目,分别进行信息标准的符合性测试和互联互通实际应用效果评价。

在医疗信息化新时代背景下,电子病历的发展呈现出网络化、标准化、集成化、规范化和普及化等趋势。电子病历的标准化是实现电子病历大数据整合和院内外互联互通的基础。医疗信息化最终目的是要把医疗数据转化成可利用的知识,从而创造价值,改变患者治疗效果和医护体验。电子病历大数据的整合与互联互通,为基于电子病历的辅助诊断、数据挖掘和统计分析带来便捷,使医疗信息化的最终目的得以实现。因此,只有将非标准化的场景标准化、规范化,人们从电子病历中获取的数据才是最真实、连续、完整的。也只有这样,医疗机构之间的互联互通才有良好的基础,第三方信息化、大数据、人工智能企业,才能更好地利用技术去挖掘健康医疗大数据中的价值信息,帮助医疗机构改善居民的健康水平。由此可见,大数据分析技术与人工智能技术的发展在客观上为医学知识的发现提供了技术可能性,而实现不同医疗机构电子病历数据互联互通以及整合利用,为技术发展提供高质量的数据基础,则是目前医疗信息化亟须解决的关键问题。

三、我国电子病历数据互联互通面临挑战

由于数据往往分散在不同的地域、异构的设备、系统和平台等数据源中，要实现多来源电子病历数据的汇集、处理和整合并不是一件容易的事。尤其是随着医疗数据大革命时代的到来，医疗行业早就遇到海量数据和非结构化数据的挑战，而基于电子病历的智能分析与数据挖掘都需要对电子病历进行结构化，结构化电子病历也是实现电子病历数据互联互通的第一步。结构化电子病历即将病历的内容分成不同的元素，按照临床应用中要求的元素规则，进行结构化的存储，以支持病历的结构化查询、科室质控、环节质控、终末质控等，满足病案中对病历时限控制、内容控制等要求。结构化电子病历在医院运行过程中遇到了多种问题，例如临床医师的抵触。由于结构化电子病历的实施，彻底地改变了临床医师传统的病历书写方式，另外确实存在部分医师，尤其是年老医师对计算机的操作问题。对以往的纸质病历进行总结，抽象出通用病历模板，是进行结构化过程中遇到的最大问题。此外，还存在电子病历结构化专业人才缺少、资金投入不足等情况。

在初步完成电子病历结构化后，距离实现电子病历的互联互通仍有很长的路要走。一方面，不同的医院信息系统是电子病历互联互通的主要障碍。国内各个医院采用不同公司开发的 HIS，使用不同的电子病历底层元数据描述框架、数据字典以及临床术语标准，各医院产生的电子病历在存储格式、框架结构、描述方式等方面存在差异，形成了各自独立的信息孤岛。这些系统在医院发展过程中经历了多次版本变化，在不同系统版本之间，数据的统一表示、关联和集成也存在各种问题。不同医疗机构专科之间的信息交换、共享、整合和利用，因数据结构和表达的不同而无法达成，使得临床电子病历这个巨大的数据宝藏难以被有效利用和发掘。另一方面，电子病历内部复杂的数据特征为电子病历互联互通带来挑战。由于医师临床实践的差异化越来越明显，相同概念的表达形式多样化，结构化的电子病历中仍包含一些自由文本，而自由文本的表达方式和语言风格不尽相同。同时，电子病历数据类型众多、差异大，主要包含以下 6 种数据类型：数值、时间日期、类别、文本、时间序列、图像，需要采用分而治之的策略进行分析。此外，由于医学是知识密集型学科，相关的知识概念庞大复杂，而随着医学的发展，越来越多的检验设备、治疗手段、先进药物等进入临床，也在不断增加电子病历数据的复杂性。随着医疗专科分化越来越细，不同专科、病种对数据的应用差别很大，对数据语义上的要求也大相径庭，为电子病历数据的标准化和结

构化带来了更大的挑战。因此，要想利用电子病历中的临床数据进行大数据分析或是科学研究，需要解决一系列标准化问题，如书写、编码、功能、互联互通、管理和使用等。

然而，电子病历标准化难度很大。电子病历标准化主要包括信息结构标准化、信息通信标准化、医疗术语标准化。其中，医疗术语标准化是电子病历的核心内容，是数据收集的基础。我国政府虽然统一规范国际疾病分类编码（International Classification of Diseases，ICD）第 10 版作为电子病历数据的分类标准，但并未对其中每个具体病种进行规范化的细分。ICD - 10 采用四位编码，各医疗机构在使用时通常根据自己医院的实际情况，通过添加附加码来增加疾病数量，导致电子病历在实现网络传输共享中存在障碍。

电子病历安全隐患大也是实现电子病历数据互联互通的一个障碍。美国电子健康系统安全漏洞报告小组（eHealth Vulnerability Reporting Program，eHVRP）的一份报告指出，虽然目前美国的电子病历系统已经实现了患者医疗记录的数字化，但非常容易遭到黑客的攻击。可见，实现电子病历共享的重大障碍之一是电子病历运行和维护的安全性。计算机病毒、管理漏洞、人为篡改、操作失误等都有可能造成患者隐私的泄露。因此，整个医疗信息网络必须采用有效的加密技术和防火墙技术来保证数据的安全，同时对访问人员加入不同用户的权限管理，使他们只能看到权限允许范围内的信息。此外，电子病历依托于医院信息平台的建设，而平台自身也存在着许多安全隐患，包括诸如平台故障、断电造成数据流失或无法上传下载等诸多情况。

此外，医院信息化建设还存在各种问题。例如缺少整体规划和指导，医疗信息化平台建设具有很强的地域性，比如一线城市医疗信息系统相对完善，不少二线、三线城市医疗信息化建设相对迟缓，一些小城市和农村地区医疗信息化建设更是差强人意；法律体系保障不足，医疗信息化建设存在一定制约，比如电子病历不健全、文件传输规范性和安全性差；缺少统一的建设规定，国内医院信息化建设刚起步，未建立统一的建设规定，且医疗软件不兼容，导致各医院之间不能共享医院资源；缺乏信息化建设人才，医疗信息化建设对人才提出了更高的要求，现阶段，我国医疗机构信息化人才不足，很多经验丰富的医务人员在信息化设备的操作能力上较弱，而新职工虽然具有一定的信息化操作能力，但是医学背景知识相对薄弱。医院信息化建设是电子病历应用的基础，这些医院信息化建设存在的问题也为跨院间电子病历数据的互联互通带来挑战。

为了满足目前不同医疗系统之间电子病历数据的表达、存储、交换、共享和协同工作，我国制定了一系列电子病历相关的标准和规范，涵盖电子病历书写标准、电子病历术语与编码标准、电子病历数据共享标准，以及电子病历管理和使用标准，通过借鉴采用国外成熟的通用架构，并在满足中国卫生信息需求的前提下，以数据元和数据集来规范、约束以电子病历为主的卫生信息共享文档中的数据元素，以模板库约束为手段来规范性描述卫生信息共享文档的具体业务内容，以值域代码为标准来规范性记载卫生信息共享文档的编码型数据元素。而这些举措的实质是便于医疗信息统计，没有从后期数据的整合利用角度出发，缺乏统一的临床医学术语词典以及面向专科专病的规范化标准体系，使得分散在不同医院的电子病历数据无法被有效利用，临床积累的大量病历等信息的价值无法释放，数据驱动难以落实到实际的应用场景。因此，对来源广泛的数据项进行标准化，通过建立数据模型和数据规范，明确数据的应用语境，保证信息的准确性和一致性，是实现电子病历信息语义互操作、知识发现的基础。

第三节 电子病历数据融合涉及的数据标准

伴随着信息技术的飞跃发展和医疗信息化的推进，医疗行业迈入大数据时代，关于疾病诊治的最新研究成果、药物的治疗效果，以及不同地域和机构患者的诊断、手术、治疗等信息不断积累，海量医疗卫生数据的产生与数据不能有效发挥作用之间形成了矛盾，因此，建立对医疗数据的整合利用显得尤为重要。实现不同医疗机构电子病历数据的语义一致性、互操作性，达到对电子病历数据融合利用，国内外的研究主要集中在：①基于语义技术的医学术语标准的建立。②电子病历数据标准构建。③基于自然语言处理技术的电子病历结构化处理。

一、基于语义技术的医学术语标准的建立

术语标准化是解决表达一致性问题、实现语义层面信息理解和共享的基础，大数据背景下，术语标准的建立有助于整合体量庞大、分散、非结构化的医疗信息数据。

通过集成多源、海量、异构的数据资源，国内外研究学者利用本体或语义技术构建医学术语标准，包括医学术语及其定义的指导性规范等，如术语表、叙词表、分类与编码、本体等。重要的医学术语标准化机构和组织包括世界卫生组织（World Health Organization，WHO）、国际标准化组织（International Organization for Standardization，ISO）技术委员会 215、欧洲标准委员会（European

Committee for Standardization，CEN）及其下属委员会 CET TC 251、美国国立医学图书馆（National Library of Medicine，NLM）、国际医学术语标准化和研发组织（International Health Terminology Standards Development Organisation，IHTSDO）、美国国家标准学会（American National Standards Institute，ANSI）、医疗信息标准委员会等。

具有代表性的医学术语标准主要有国际疾病分类编码、一体化医学语言系统（Unified Medical Language System，UMLS）、医学系统命名法：临床术语（Systematized Nomenclature of Medicine Clinical Terms，SNOMED CT）以及医学主题词表（Medical Subject Headings，MeSH）。UMLS 是 NLM 于 1986 年主持开发的，它主要包含专家词典、语义网络和超级叙词表 3 部分。由 NLM 制定的"医学主题词表（MeSH）"中的词汇主要包括主题词（description）、限定词（qualifilers）、出版类型（publication）等。绝大多数的医学类近义词及同义词和一些与此概念相关度极大的概念也被收录在 MeSH 中。SNOMED CT 是一部以临床信息为主要概念的数据集，包含了操作、疾病、药物等大多数的临床信息的分类，其定义的连接词和概念分层结构被广泛地采用。

相较于国外，国内对于临床医学术语的探索，尚未形成体系性的成果，大多数研究是通过借鉴国际通用的术语标准体系，结合我国实际情况来搭建一系列为实际应用提供基础支持的临床术语标准。被作为国家标准广泛应用在医疗机构进行诊断编码的《疾病分类与代码》，即是对 ICD-10 编码的中文翻译以及本地化处理，其使用目的主要是辅助疾病诊断相关分组（Diagnosis Related Groups，DRGs）和医保结算，只具有编码和层级结构，不具备语义关联结构，无法直接应用在临床信息整合中。中国医学科学院医学信息研究所发布的《中文医学主题词表（CMeSH）》是在翻译国外术语标准 MeSH 的基础上，整合《中国图书馆分类法-医学专业分类表》而成，主要应用于医学信息检索、文献标引等领域，在临床中的应用范围有限。中医术语标准方面国内有相对成熟自主的研究成果，中国中医科学院中医药信息研究所基于 SNOMED CT 中的核心架构和语义关系研发的《中医临床术语集》目前已经发布 2.0 版本，在临床科研信息采集、语义标注等领域已经取得了初步应用成效。总体来看，适合我国国情的医学临床术语标准尚未有效建立和应用，成为制约我国医疗卫生行业信息化发展的一大因素。

二、电子病历数据标准规范构建

临床信息涉及面广泛，专科之间差异较大，因此，电子病历数据的标准化还需要一套完善的技术和方法，解决繁杂的临床信息规范化问题。通用信息架构和临床知识结构化表示是实现电子病历信息结构化、代码化及语义互操作的基础。目前电子病历采集的大部分是医务人员自由书写的文本信息，这类信息要在不同的系统间实现语义互操作，主要方法是通过结构化和代码化设计，预先对信息进行标准化，有许多国际组织和机构对临床信息的标准化问题开展了持续深入的研究，并制定了一系列电子病历相关数据标准，主要包括临床信息模型、数据传输标准、临床文档架构相关标准等。

HL7 开发的一系列标准包括概念标准（HL7 RIM）、文档标准（HL7 CDA）、应用标准（HL7 CCOW）、知识表达标准、可扩展标记语言（XML）文档结构标准、词汇术语标准等。其中临床文档标准（HL7 CDA R2）称为临床文档架构，是文档标记标准，用于限定信息交换的结构和语义。HL7 CDA 采用了 XML 标记语言，并受 HL7 RIM 概念模型和 HL7 V3 数据类型的约束。HL7 CDA 的规范分文档级、段落级和条目级 3 个水平，目前已被采用成为国际通用的电子病历文档标准，被广泛地应用在临床医学各个领域。

开放式电子健康档案（openEHR）项目则通过构建信息模型来实现电子健康档案（EHR）内容结构化和规范化，其核心是采用两水平模型描述电子病历的结构和内容。第一层是参考模型，对医学信息的构成及其通用属性进行统一描述和展示，用于指导 EHR 系统的架构设计。第二层是原型和原型模型，通过对特定临床概念的规范化表达，对参考模型中的通用数据进行特化和约束。原型由领域专家根据需要不断开发，可重用和组合，并且与标准术语体系绑定，形成模板。不同医疗机构的不同临床文档可以基于相同原型的模板构建文档，最终实现互操作。

尽管我国电子病历信息标准化研究相较国外起步较晚，但也受到了国家卫健委等主管部门的重视，目前已经颁布了医院信息系统基本功能规范，推出了《卫生信息元目录》《卫生信息元值域代码》等四项推荐性行业标准，发布了《电子病历基本数据集》《电子病历共享文档规范》《基于电子病历的医院信息平台技术规范》《电子病历与医院信息平台标准符合性测试规范》等一系列数据元、数据集和共享文档规范标准，以及基于健康档案和电子病历的区域卫生信息化建设指南等。相关数据标准采用国外成熟的通用框架，并在满足中国卫生信息共享实际需求的前提下，以数据元和数据集来规范约束信息共享文档中的数据元素，以模板库约束为手段来规范性描述卫生信息共享文档所承载的具体业务内容，以值域代码标准来规范性记载卫生信息共享文档的编码型数据元素，初步解决了电子病历系统和医院、区域信息平台的基本功能和技术架构等问题，也从数据标准化方面为健康相关信息的跨系统集成和交互奠定了方法学基础。

虽然上述国家和行业标准可以在一定程度上支持电子病历数据的互操作性，但是没有提供可以进行应用和实施的信息模型，依然不能满足当前电子病历数据有效利用所需的互操作要求。近年来，国内相关研究者也开展了一系列基于HL7 CDA 和 openEHR 的电子病历结构化信息模型研究，为实现电子病历语义互操作以及数据的互联互通提供了方法和思路，但在实际应用效果评价和大范围推广方面仍有欠缺。

三、基于自然语言处理技术的电子病历结构化

病历结构化是医院信息化和医疗智能化发展的重要环节，是使计算机能像医师一样进行诊断和判断的基础。电子病历的前结构化是一种预设模块的控制，在医师书写电子病历时，提供一套结构化模板并通过数据标准对输入内容进行约束，后结构化是对医师书写的文本型非结构化数据进行事后处理，利用自然语言处理方法，从中提取关键医疗实体和信息，将病历内容进行结构化处理和存储。

如果为了电子病历的结构化，把应该用自然语言自由化输入的电子病历，组织成用固定的词或词组选择性输入的电子病历，会影响医师的思维，破坏汉语以字成句、以字组词、多样化词语的自然语言结构，破坏医师的专业思维方式和语言习惯。为避免以上问题，并且又能对丰富的病历资源进行二次利用，电子病历的结构化分析与处理需要一系列技术和方法的支持。自然语言处理（Natural Language Processing，NLP）是人工智能一个极为重要的研究领域与方向，它研究的是通过计算机对人类的自然语言进行一系列分析处理，包含语言认知、语言理解、语言生成等部分。对于电子病历的结构化研究，通过 NLP 技术对自由输入或半结构化的病历文书进行关键词界定，对医疗术语的语义进行解析，最终将自然语言描述的电子病历文本通过 NLP 技术转化为机器可读、可处理的结构化数据，自动映射临床医学术语标准，从而利用这些信息对个人、集体的健康、医疗各方面进行分析、预测，辅助、支持科研人员或医务人员进行更高效、更准确的临床决策，成为热门研究方向。

2006 年开始，以美国的整合生物学与临床信息学研究中心为首的国际研究机构，组织了针对电子病历临床数据的自然语言相关测评，如 i2b2、SHARe/CLEF 等，基于大规模公开语料，围绕电子病历命名实体识别、临床事件识别、关系抽取、共指消解、电子病历去隐私、患者状态识别、药物属性识别等方面进

行了一系列的研究。近几年，随着医疗大数据行业的快速发展，我国相关医疗信息化机构也逐渐意识到利用自然语言处理和语义技术开展电子病历结构化研究的重要性，中国中文信息学会语言与知识计算专业委员会、中国科学院自动化研究所、云知声、医渡云等相关机构和企业联合，通过举办公开测评的方式开放中文电子病历语料库，促进更多从事电子病历语义化研究的学者、机构进行技术上的沟通和交流，促进行业的发展（表1-2）。

表1-2　　　　　　　　电子病历自然语言处理相关测评

评　测	任　务	语　言
i2b2	电子病历信息抽取（药品属性识别，病历概念、概念修饰、概念间关系识别）	英文
ShARe/CLEF eHealth	临床医疗实体识别和标准化	英文
SemEval	临床医疗实体识别和标准化	英文
BioCreative 系列	生物医学实体及关系抽取 药物和疾病关系抽取	英文
N2C2	药物副作用抽取	英文
CCKS2017	医疗命名实体识别	中文
CCKS2018	医疗命名实体识别	
CCKS2019	医疗命名实体识别和实体及属性抽取	
CCKS2020	医疗命名实体识别和医疗事件抽取	
CHIP2018	临床医疗实体及属性抽取	中文
CHIP2020	医学文本实体及关系抽取	

　　由于医学概念是医学文本中医疗知识的主要载体，所以在自然语言处理技术的众多研究中，医学概念的识别与标准化成为电子病历文本挖掘的主要研究内容之一。电子病历医学概念识别与标准化，就是从电子病历的医学文本中识别有关患者诊疗过程中涉及的包括疾病、症状、检查、药物、治疗等类别的医学概念实体，进而应用医学术语标准等对概念进行标准化描述，完成非结构电子病历文本转化为结构化数据的工作。目前，电子病历医学概念识别与标准化的主要方法是基于词典或机器学习的方法。基于词典的方法通常应用 UMLS、SNOMED CT、ICD-10 等医学术语词表对电子病历中的医学概念进行识别和提取，已经有大量的工具基于词典匹配的方法应用于英文医学文本的概念提取与标准化，比如 MetaMap、cTAKES、MedLEE 等，能够实现基于电子病历的句子识别、分词、

词性标注、概念识别和标准化等任务。隐形马尔科夫模型、条件随机场、最大熵和支持向量机等机器学习算法将电子病历的概念实体识别作为序列标注任务，无论在中文还是英文电子病历文本挖掘领域，都发挥了重要作用。近年来，各种深度学习方法，例如双向长短期记忆网络（BiLSTM）等也被广泛地应用于医学概念实体识别研究中，用以减少人工提取文本特征的耗费，提升识别效果，随着预训练模型的广泛应用，利用在医学文本语料中预训练好的 BERT 模型，再用少量的标注数据进行下游任务的微调是目前最为有效的概念识别与标准化方法，大大提高了模型对不同任务的适应性，减少了对标注语料的依赖。运用机器学习对电子病历进行数据挖掘、信息抽取等任务，我国的相关研究起步相对较晚，一方面是由于相关语料库的建立难度大，没有基于大规模医学文本语料库的预训练模型；另一方面是相对于英文文本处理，中文文本在分词、歧义性等方面难度更大。

在将电子病历结构化的过程中，知识图谱也是重要的技术支持之一。除了利用自然语言处理方法的概念识别和标准化工作外，利用知识图谱中建立的概念与概念之间的关系，可以完成关系的结构化，并且能够基于医疗概念关系进行知识推理，利用包括深度学习在内的多种算法对知识图谱进行优化，实现新知识的自动发现。

电子病历后结构化处理作为主流的方法，在发挥重要作用的同时，也存在原始病历内容缺失、数据质量无法保证、NLP 算法依赖人工标注语料、可重复使用率较低等诸多问题。如何利用术语标准、信息模型等方法保证电子病历前结构化的数据质量，同时结合自然语言处理技术进行后结构化处理，打通电子病历数据融合的通路，是未来电子病历发展需要考虑的重点问题。

综上，建立电子病历需要以人为中心的健康信息的纵向及横向集成。患者的健康信息能够实现语义层面的融合和共享是实施电子病历的核心。通过电子病历数据的融合共享，可以提高健康数据的可获得性，帮助医师及时掌握准确的患者信息，做出合理的判断和决策，减少医疗事故，改善医疗质量。同时，还有利于推动医疗数据的二次利用，为医疗统计分析、临床科学研究以及政策制定提供坚实的基础。

参考文献

［1］汪萌. 医疗信息化助力医院发展［D］. 南京：南京邮电大学，2018.

［2］杨自良. 新时期医疗信息化建设问题探析［J］. 信息与电脑（理论版），2019（10）：229－230.

［3］薛俊伟，户启松，岑桂英. 5G 时代医疗信息化建设探讨［J］. 信息技术与信息化，2019（12）：197－199.

［4］孙杨. 卫计委：医疗卫生信息化将成为"十三五"最强音［J］. 吉林医学信息，2014（11）：11.

［5］苏剑一. 医疗信息化提速要过"三关"［J］. 中国卫生人才，2017（7）：12－13.

［6］刘冠合，李憣. 医疗信息化语境下患者隐私权的法律保护与伦理思考［J］. 医学与法学，2019，11（4）：47－52.

［7］国务院办公厅. 国务院办公厅关于促进和规范健康医疗大数据应用发展的指导意见［EB/OL］.（2016－06－24）［2020－12－01］. http：//www. gov. cn/zhengce/content/2016－06/24/content_5085091. htm.

［8］潘媛媛. 大数据时代的护理会诊信息系统构建［J］. 医学信息，2014（22）：10.

［9］马垒. 大数据时代医疗信息化趋势［J］. 数码世界，2020（2）：84－85.

［10］李小华. 医疗卫生信息标准化技术与应用［M］. 北京：人民卫生出版社，2016.

［11］薛万国. 我国电子病历研究进展［J］. 中国医院管理，2005（2）：17－19.

［12］李新超，孟月莉，刘立煌，等. 我国电子病历的应用现状［J］. 中华医学图书情报杂志，2016，25（8）：15－18，61.

［13］北京市卫生健康委信息中心. 关于公布 2020 年度北京地区电子病历系统应用水平分级评价结果（0—4 级）的通知［EB/OL］.（2020－11－25）［2020－12－01］. http：//www. phic. org. cn/zcyjybzpj/bzypj/xxhpj/202011/t20201112_293022. html.

［14］北京日报. 北京医疗机构电子病历有望互联互通［EB/OL］.（2019－06－24）［2020－12－01］. http：//report. ynet. com/2019/06/24/1902190t1335. html.

［15］李国垒，陈先来，夏冬. 面向临床决策的电子病历系统概述［J］. 中国数字医学，2014，9（12）：30－32，36.

［16］杜珍珍. 基于电子病历的机器学习算法在心血管疾病预测方面的应用［D］. 武汉：武汉邮电科学研究院，2020.

［17］KIM D H, LEE J, KIM Y G, et al. High-throughput algorithm for discovering new drug indications by utilizing large-scale electronic medical record data［J］. Clin Pharmacol Ther，2020（108）：1299－1307.

［18］GEHRMANN S, DERNONCOURT F, LI Y, et al. Comparing deep learning and concept extraction based methods for patient phenotyping from clinical narratives［J］. PloS One，2018，13（2）：e0192360.

［19］杨锦锋，于秋滨，关毅，等. 电子病历命名实体识别和实体关系抽取研究综述［J］. 自动化学报，2014，40（8）：1537－1562.

[20] ANAND L，SYED IBRAHIM S P．HANN：A hybrid model for liver syndrome classification by feature assortment optimization [J]．Journal of Medical Systems，2018，42（11）：2－11．

[21] 赵艳莉，陈龄，岳冀蓉．基于电子病历识别谵妄的研究现状与展望 [J]．生物医学工程学杂志，2020，37（1）：185－188．

[22] 王伟民，张雪艳．北京市医院电子病历存在的问题及对策 [J]．中华医学图书情报杂志，2015，24（8）：43－45．

[23] 覃梦玲．电子病历在病案管理中的优势与发展研究 [J]．全科口腔医学电子杂志，2020，7（3）：26，31．

[24] 向桢，安运锋，黄博玉，等．医院"互联网＋"健康管理与服务的应用和思考 [J]．医学信息，2018，31（18）：4－6．

[25] 赵克坚，孟婷，江波涛．大数据时代电子病历应用难点分析及对策 [J]．医学信息，2019，32（10）：1－2，8．

[26] 梁宗强，梁星原，安小岳，等．医院信息系统中电子病历安全性等若干问题探讨 [J]．医学信息学杂志，2009，30（3）：6－9．

[27] 王璞，蒋海泥，江文佳，等．实现电子病历资源共享的障碍与对策探索 [J]．中国医院，2017，21（02）：52－53．

[28] 郑晓瑛，刘玉博，武继磊，等．人口健康测量与大数据标准研究回顾 [J]．人口与发展，2014，20（1）：42－49．

[29] 周霞继，刘保延，郭玉峰，等．中医临床术语集在临床科研信息采集系统中的应用 [C]．//中国中医科学院中医临床评价方法重点研究室．"数字化中医信息系统"临床术语本体研究专家研讨会论文集，2014：60－62．

[30] HL7 International．Clinical Document Architecture [EB/OL]．（2020－12－01）[2020－12－01]．http：//www. hl7. org/implement/standards/product _ section. ctm？ section＝10．

[31] openEHR．openEHR introduction [EB/OL]．（2019－03－14）[2020－12－01]．http：//openehr. org/aboat/what _ is _ openehr．

[32] 简哲，李燕．电子病历自然语言处理测评发展 [J]．医学信息学杂志，2016，37（12）：10－13，21．

[33] BLEIHOLDER J，NAUMANN F，et al．Data fusion [J]．Acm Computing Surveys，2008，41（1）：1－41．

第二章　我国电子病历信息化标准建设现状

　　标准化的目的是实现信息有意义的传输和共享，以及计算机的语义互操作。在电子病历的开发和使用过程中，医疗信息标准化起着关键作用。医疗信息的标准化需要相应信息标准的约束，包括医学术语及分类代码标准、信息模型、数据标准以及传输标准等多个层次的标准。本章将对我国医疗信息标准化的发展历程以及电子病历标准化发展现状进行梳理，分析我国现阶段电子病历基本数据特征，对目前普遍存在的数据质量方面存在的问题进行剖析；归纳总结医学术语分类及特点，分析我国临床术语标准的研究现状以及应用情况，对存在的问题进行分析；全面调研国家卫生健康委员会等机构发布的电子病历相关数据标准规范，并分析目前标准规范的应用现状和存在的问题。

第一节　医疗信息标准化现状

一、信息标准化概念

　　标准是指由一个公认的机构制定和批准的文件。它对活动或活动的结果制定了规则、导则或特殊值，供共同和反复使用，以实现在预定领域内的最佳秩序。信息技术标准是指在信息科学和信息技术领域，针对重复性事物和概念所作的规定，提供有关的材料、产品、流程和服务持续地符合其用途的要求、规格、指南或特性的文档，使不同的人、计算机和信息系统之间的数据信息可以互相感知、传输、保存、理解、定向或调控。《中华人民共和国标准化法》第二条指出：标准包括国家标准、行业标准、地方标准、团体标准和企业标准。国家标准分为强制性标准、推荐性标准，行业标准、地方标准是推荐性标准。强制性标准必须执行，国家鼓励采用推荐性标准。标准化是指为了在既定范围内获得最佳秩序，促进共同效益，对现实问题或潜在问题确立共同使用和重复使用的条款以及编制、发布和应用文件的活动。标准化过程包括标准的制定、发布和应用 3 个活动，这

3 个活动具有同等的重要性。在标准的制定、执行和反馈过程中，任意环节发生问题或中断，都无法实现标准化的活动。

医疗卫生信息标准化是针对医疗卫生领域的产品、过程或服务，综合信息科学与技术领域知识的事物和概念，通过确立共同使用和重复使用的条款以及编制、发布和应用文件的活动，以获得最佳秩序和社会效益的过程。这些标准在某一区域范围内具有统一效力或复用共识性，既有社会或政府管理的上层意志，又有社团或市场自治的基层意识。国际上关于医疗卫生信息标准组织机构有：国际标准组织、世界卫生组织、HL7 等。国内卫生信息标准组织机构主要有政府行政机构、各级专业学术团体以及国际标准组织中的中国机构。

医疗信息标准化的目的是在医疗卫生实践与服务乃至大健康产业过程中，在基于安全和保护隐私的前提下，实现卫生信息的互联互通、共享互认、重复应用、互动协作、支持管理和临床辅助决策等目标，提升医疗工作效率，降低医疗成本，改善医疗质量，减少医疗差错，以及开展国际化交流与合作。随着我国医疗卫生信息化的发展，特别是物联网、大数据和人工智能技术的兴起，医疗信息数据呈指数型增长，医疗信息标准化是将这些大数据进行有效组织和利用的关键，也是实现信息互联互通的基础，对促进我国医疗信息化发展起着至关重要的作用。

医疗卫生信息标准的基本概念包括术语、分类、编码、数据、文档、图像等。其中，术语是界定特定领域或学科中使用概念的指称及其定义的集合。分类是根据信息内容的属性和特征，将信息按一定的原则和方法进行区分和归类，并建立起一定的分类体系和排列顺序。编码是将事物或概念赋予具有一定规律、易于计算机和人识别处理的符号，形成代码元素集合。数据在计算机科学中指所有能输入计算机并处理的数字、字母、符号等通称。在卫生信息学中，医学文档指在医疗服务过程中产生的文字记录，如患者的病程记录。图像指通过医学影像设备采集、重建的患者二维或三维图像。2009 年，原卫生部信息标准专业委员会首次研制了国家"卫生信息标准体系概念框架"，将卫生信息标准分为基础类标准、数据类标准、技术类标准及管理类标准等 4 大类，为我国卫生信息标准分类提供了参考模型。根据"十二五"期间概念模型的应用实践，国家卫生健康委员会统计信息中心与国家卫生标准委员会信息标准专业委员会对原模型进行修订与完善，提出在基础类标准中增加"标识类"，数据类标准中的"数据元"标准修订为"数据元与元数据"标准，"分类与代码"修订为"分类与编码"，技术类标准增加"传输与交换"，将原归于技术类标准的安全与隐私保护类标准独立出来成为一大类，形成更新版的医疗健康信息标准体系概念模型（图2-1）。其中，基础类标准包括信息模板、医学术语、标识、体系框架；数据类标准包括数据元与元数据、代码与编码、数据集、共享文档规范；技术类标准包括功能规范、技术规范、传输与交换；安全与隐私类标准包括信息安全、隐私保护；管理类标准包括建设指南、测试评价、运维管理、监理验收。

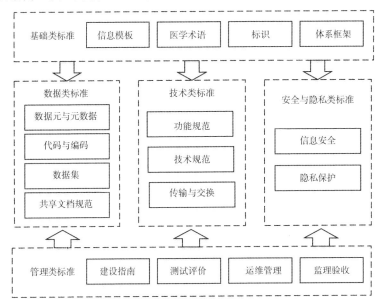

图2-1　医疗卫生信息标准体系概念模型

二、我国医疗信息标准化发展历程

我国医疗卫生信息标准化建设起步于20世纪90年代，国家先后出台了一系列卫生信息分类与代码，用于医疗机构信息系统的采集、存储和处理。国际疾病分类编码（ICD）是我国最早引进的国际医疗卫生信息标准之一，1981年我国成立世界卫生组织疾病分类合作中心后即开始推广应用ICD-9的工作，并于1987年正式使用ICD-9进行疾病和死亡原因的统计分类。2018年国家卫生健康委员会发布《国际疾病分类（第11版）》中文版，并于2019年3月1日起执行。

2003年原国家卫生部印发《全国卫生信息化发展规划纲要（2003—2010年）》，从宏观规划和顶层设计的高度，提出"标准化是卫生信息化建设的重要基础，尽快建立统一的卫生信息化标准体系，制定卫生信息化规章、政策是卫生信息化建设的首要任务"。先后启动了《中国医院信息系统基本数据集标准》《中国公共卫生信息系统基本数据集标准》《中国妇幼保健信息系统标准》《社区卫生服务信息系统标准》等一系列标准的研究课题，推进国内医疗卫生信息标准化进程。2009年国家《深化医药卫生体制改革实施方案》出台，政府加大对医疗卫生信息化的重视，进一步推动了医疗卫生信息标准化的发展。2009年原国家卫生部发布了《卫生信息数据元标准化规则》《卫生信息数据集元数据规则》和《卫生信息数据集分类与编码规则》等元数据、数据集、分类与编码等标准；这一阶段还发布了多种信息系统功能规范，例如《电子病历系统功能规范》（2010年）、《远程医疗信息系统基本功能规范》（2013年）等。

　　随着大数据时代的到来，大数据技术在健康医疗领域中的应用越来越广泛。2015年1月30日，在国务院印发《关于促进云计算创新发展培育信息产业新业态的意见》中，大数据首次出现在医疗相关行业。在2015年9月5日，国务院印发了《关于印发促进大数据发展行动纲要的通知》，再次强调了大数据在医疗行业中的应用。明确提出，要"构建电子健康档案、电子病历数据库，建设覆盖公共卫生、医疗服务、医疗保障、药品供应、计划生育和综合管理业务的医疗健康管理和服务大数据应用体系。探索预约挂号、分级诊疗、远程医疗、检查检验结果共享、防治结合、医养结合、健康咨询等服务，优化形成规范、共享、互信的诊疗流程。鼓励和规范有关企事业单位开展医疗健康大数据创新应用研究，构建综合健康服务应用"。2016年6月24日，国务院办公厅印发《关于促进和规范健康医疗大数据应用发展的指导意见》指出，要加快推进健康医疗大数据的应用与发展，加强健康医疗大数据的标准体系建设。随着医疗卫生信息化建设发展以及大数据等新一代信息技术的应用，信息系统互联互通性日益受到重视。2013年，国家发布《健康信息学HL7 V3参考信息模型》，引进国际医疗卫生信息标准HL7 V3作为国家标准。此外，在信息平台建设和功能、共享文档方面也发布了多项标准，包括《基于电子病历的医院信息平台技术规范》（2014年）、《医院信息平台应用功能指引》（2016年）、《电子病历共享文档规范》（2016年）。2020年，《国家卫生与人口信息数据字典》和《国家卫生与人口信息概念数据模型》的发布，建立了国内医疗卫生信息标准化顶层模型。这一系列互联互通相关的标准发布，有力地促进了医疗卫生领域信息标准化和互联互通的发展（表2-1）。

表 2 - 1　　　　　　　　　　　　我国医疗卫生信息标准分类

一级类目	二级类目	三级类目	标准名称
基础标准	总体框架		《卫生信息标准体系》
	术语标准		《基于居民健康档案的区域卫生信息平台术语规范》
	信息模型		《卫生信息参考模型》
			《卫生信息共享电子文档信息模型》
数据标准	数据元标准		《卫生信息数据元目录编制规范、卫生统计指标数据元目录编制规范、卫生信息数据元目录》
	分类与编码标准		《卫生信息数据元值域代码编制规范》
			《个体标识代码、人口学及社会经济学特征代码等 13 类卫生信息数据元值域代码（试行）》
		其他编码	《居民健康档案医学检验记录的常用 LOINC 代码》
	数据集标准	指导性	《卫生信息数据集编制规范》
		健康档案	《个人基本信息、儿童保健、妇女保健、疾病控制、医疗服务、疾病管理等相关的 34 类基本数据集标准》
		电子病历	《门诊、住院、转诊等相关的 17 类基础模版数据集（试行）》
		其他	《卫生监督信息基本数据集标准》
技术标准	共享文档规范		《总则、转诊记录、疾病报告、实验室检查用药记录、用药记录等 5 部分卫生信息共享文档规范》
	系统功能规范		《妇幼保健信息、社区卫生服务、卫生监督、远程医疗、新农合等 5 类信息系统功能规范》
	系统建设技术规范		《基于电子病历的医院信息平台建设技术解决方案》
			《省部级综合卫生管理信息平台建设、基于健康档案的区域卫生信息平台建设、基于区域卫生信息平台的妇幼保健信息系统建设等 3 类技术解决方案》
			《医学数字成像和通信（DICOM）标准 V 3.0》

　　电子病历是临床信息系统最核心、最重要的组成部分，它可以作为一个平台，与 HIS、PACS、LIS、RIS 等系统无缝接入整合，从而达到信息资源共享使用。以电子病历所含数据为核心的医疗大数据拥有广阔前景，在医疗管理信息系

统领域率先布局的企业，将拥有丰富的医院客户资源以及高度的专业性，未来有望在产业升级中受益。中投顾问发布的《2016—2020 年中国电子病历行业投资分析及前景预测报告》指出，电子病历在我国才刚刚起步，未来还有很大的发展空间。一是更加人性化，从单纯考虑到数据的采集、存储、安全性等向数据的分析、利用，以提高医疗服务质量、提供决策支持等方向发展。二是更加智能化，对大量数据进行建模、预测、联机分析等处理，从中开发、利用或发现某些新信息、新知识，为医院领导、临床医师及医院药学工作提供有用的信息及决策依据。三是区域一体化，从单一医院内部的信息化建设向医院集团内统一的信息系统及区域医疗卫生一体化方向发展。主要表现在顶层架构设计时更加重视信息标准化和系统集成平台等。

目前，由于我国医疗管理信息系统品种繁多，开发工具各异，没有完善的信息交换标准，导致现阶段电子病历的差异较大，大大降低电子病历通过网络进行数据交换和共享的发展。2014 年，卫计委发布《电子病历基本数据集》等 20 项卫生行业标准。这些扶持政策加速推进电子病历建设。《国家医疗健康信息区域全民健康信息互联互通标准化成熟度测评方案》五级乙等的评价内容包括"采用规范统一的术语、字典进行数据的共享，实现区域全民健康信息共享和业务协同"。国家卫健委下发的《2020 版医院信息互联互通标准化成熟度测评方案》（以下简称《2020 测评方案》）实现各医院之间、医院和各级卫生管理机构之间的信息互联互通互享，其核心内容就是推进"电子病历的标准化"。在《2020 测评方案》发布前，国家卫生健康委员会虽然也发布过《电子病历基本数据集》《基于电子病历的医院信息平台技术规范》《手术、操作分类与代码》等标准化文件，但由于没有提出"医院信息互联互通"的要求，各医疗机构、云 HIS 厂商在贯彻执行这些标准时还做不到一个比特（bit）位都无差错的程度。从事通信软硬件开发的人都知道，两个软件系统或者硬件设备之间实现互联互通，相差一个 bit 位都不可能实现。《2020 测评方案》就是为了督促和鼓励各家医疗机构和云 HIS 厂商更严格地执行以前发布的这些标准。

2020 年，国家卫生健康委员会发布《关于加强全民健康信息标准化体系建设的意见》（以下简称《意见》）。《意见》指出，截至 2020 年 8 月，国家卫生健康委员会现行有效的信息标准为 227 项，基本建立了全民健康信息平台标准规范和医院信息化建设标准规范，初步形成了全民健康信息化标准体系，推动了全民健康信息标准应用，支撑了卫生健康事业发展。其中以电子健康档案、电子病历、卫生信息平台以及主要业务系统为重点，这些医疗信息标准的制定、发布与实施有力地促进了我国医疗信息标准化的发展。

三、我国医疗信息标准化面临的挑战

近年来，我国医疗卫生信息标准化工作有了长足的进步，政府重视、投资增加，电子病历、电子健康档案、信息交换等标准如雨后春笋，遍地开花。信息标准化虽然取得了一定的成绩，但是距离真正实现信息标准化的核心目标，仍然有一定的差距。信息标准从开发起草，到推广应用，再到更新维护是一个闭环的过程，从目前的情况来看，推广应用和更新维护是比较欠缺的部分。同时政府的重视程度，技术上的复杂性和难度，领导和协调能力的局限是我国医疗信息化标准可用性差和推广应用缓慢的主要障碍。

我国医疗卫生领域信息化建设起步较晚，以前多由单个业务部门或项目驱动建设，跨部门、跨系统互通共享的需求很弱，医疗信息标准建设长期处于空白和无序状态，造就了许多信息孤岛和信息烟囱。经过 30 年的发展，政府决策层和医疗信息化工作者在不断深入的工作实践中，对标准问题达成了共识，并采取了诸多推动举措，认识到标准是医疗信息化建设的基础，政府部门应承担标准制定与实施的推动、领导、批准与协调责任，标准化问题的解决需要吸收和鼓励用户和供应商的共同参与。但是目前，医疗卫生机构应用信息标准的意识普遍淡薄，各级卫生主管部门和医疗卫生机构包括医疗 IT 企业，对制定和应用统一的医疗信息标准的形势要求依然认识不够，紧迫感不强，各地信息化建设中仍然存在各自为政、条块分割等不良现象。

医疗卫生信息标准化工作具有跨部门、跨专业的特点，标准的贯彻和实施往往会影响到很多部门的工作，因此，标准的制定和管理需要从事信息化建设、医学专业、信息技术研发、医院管理、政策制定等各方面专家的广泛参与、协调协作。与发达国家相比，我国医疗卫生信息标准制定、修订及管理的过程中存在各方参与度不够、参与团队人员局限、角色划分不够明确、职责界定不清等问题。除此之外，企业、团体作为卫生信息标准的实施者、用户和利益相关方，尚未作为主体参与到医疗卫生信息标准制定、修订及管理工作中。

医疗信息标准化面临的另一个挑战是高素质的专业人才和复合型人才的严重匮乏。当前我国卫生信息标准化工作还处于起步阶段，亟须组建接受过全面、正规培训的医疗卫生信息标准人才队伍。我国卫生信息化标准人才匮乏，很少有真正意义上的医学信息学标准研究的专业机构和技术队伍，人才培养缺乏持续性保障机制，高校中很少有医学信息学学科学位设置。我国应大力推动医学信息方面

人才培养，加强医学信息人才的岗位配置，开展标准化技能培训，在标准的研发和实施过程中发掘、培养一批医疗信息标准领域的精兵强将。

医疗卫生信息标准的制定和维护需要大量资金投入。资金投入的问题分为两个方面：一个是资金投入不足，另一方面是资金投入不当。从国家整体情况看，国家层面没有设立支持医疗卫生信息标准研究的专项经费申请渠道，目前标准研制工作主要依靠起草单位自筹经费，缺乏稳定的资金来源和制度保障。地方政府也很少投入经费于地方性医疗卫生信息标准的制定，也未见企业、社会团体自筹经费研制卫生信息标准的项目渠道。同时，资金投入不当或重复性投入也会阻碍医疗信息标准化的进程，还可能导致走回头路，建立更多的"孤岛"。

医疗信息标准化的问题十分复杂，除了有术语编码标准和信息传输交换标准是不够的，相关的法律和行政规定也是配合标准开发实施的有效手段。并且，标准的开发只是最前期的工作，标准的推广应用、维护更新是比开发更为重要的问题。

第二节　电子病历数据特征分析

一、电子病历基本数据特征

临床核心业务包含患者基本信息登记、门诊、住院、检验、检查、手术、护理等，而临床数据也包括文字、数字、影像等多种类型，作为记录患者核心临床数据的电子病历，由于临床业务的复杂性和数据类型的多样性具备以下基本数据特征。

（一）数据来源分散异构

随着医学工程技术的发展，医疗数据的数据源种类越来越多，包括医疗机构内的电子病历系统、医院管理信息系统、医学检验信息系统、医学影像信息系统、各种随访系统，以及不断涌现的用于检查、诊断、治疗的新型医疗设备等。这些数据源在空间上位置分散，在数据存储结构上来源于不同的制造商，具有较大的差异。

（二）数据类型众多

从表示形式来看，电子病历数据具有以下 6 种数据类型：①数值型，如患者年龄、体重、数值型检查结果等。②时间日期型，如门诊时间、住院时间等。③类别型，主要是受控词表中的代码，如性别、地区、疾病诊断分类代码等。

④自然语言书写的自由文本，如诊断依据、出院小结等。⑤时间序列，即按时间顺序排列的一段数值或一组文本，如生命体征监护记录、病程记录等。⑥图像，即影像检查的结果。面对这些异质的数据类型，大多数基于电子病历数据的智能化分析都采取分而治之的策略进行，对于疾病诊断预测的研究多关注在受控的类别型数据上，对于没有统一标准约束的数值型数据和自由文本数据的分析较少，大大影响了智能决策的分析效果。

（三）包含知识量大，增长速度快

一方面由于医学是知识密集型领域，相关的知识概念庞大复杂，据一体化医学语言系统统计，目前涉及的医学概念超过 382 万种，与之相关的概念名称超过了 1218 万种。另一方面，随着医学的发展，越来越多的检验设备、治疗手段、先进药物等进入临床，也在不断增加电子病历数据量以及知识的复杂性。

（四）电子病历语言表述差异较大

作为电子病历的书写者，由于医师临床实践、洞察力、语言表达风格以及对患者的问诊方式、病情描述详细程度等方面的不同，都会造成电子病历数据的差异性。同时，医学术语概念的表达形式多样化，无法做到统一标准化，进一步增加了数据的复杂性。如此复杂的数据无法被一个完整、统一的信息模型和标准来汇集表达，是电子病历数据很难整合和有效利用的重要原因。

二、我国医院电子病历数据质量

2010 年 3 月我国开展电子病历的全面普及和推广，电子病历的普及率和书写率不断提高，至 2020 年，我国电子病历发展已经进入智能化提升阶段，国家医疗卫生主管部门和越来越多的医疗机构开始更加注重诊疗效率和数据质量的提升，进行基于电子病历的院内外数据的联通整合和临床辅助决策功能的实现。然而，我国目前电子病历在数据质量方面仍存在诸多问题，阻碍了基于电子病历的医疗大数据集成与应用。参考我国电子病历评级《电子病历系统应用水平分级评价标准》中的指标，通过对现有多家医疗卫生机构电子病历真实数据现状的调研分析，电子病历数据质量在数据完整性、准确性和一致性三方面存在着主要问题。

（一）数据完整性

主要关注关键数据项、常用数据项内容的完整性。电子病历中的关键数据项既包括患者基本信息，又包括临床核心指标。患者基本信息中的性别、年龄以及临床核心指标中的诊断编码、诊断名称、检查名称、药物名称等数据项内容通常较为完整，因为这些字段与医保结算、医疗信息统计和医院管理等直接相关，医疗机构会对其完整性进行严格把关。但是会出现患者关键检查数值的缺失和检查报告的缺失，例如，某患者病案首页有手术操作，但是缺少手术记录；心内科患者的电子病历中血压、心率等常规检查出现缺失等。

（二）数据准确性

主要关注关键数据项内容是否符合医学逻辑和常识。例如，当入院记录中月经史不为空的时候，患者性别为男性；诊断名称不准确，出现诸如"MRI 检查静脉注射用药"这种诊断名称；某一患者的入院日期和出生日期是同一天。

（三）数据一致性

主要关注关键数据项内容与字典数据内容的一致性。例如，数据字典中将患者性别限定为（男、女、未说明）3 项，而在电子病历书写的时候经常会出现 M、F 和空值。不同医院血脂包含的指标个数和指标名称各不相同，血脂检验项目可以包括总胆固醇、甘油三酯、高密度脂蛋白、低密度脂蛋白 4 项检验指标，也可以包括总胆固醇、甘油三酯、高密度脂蛋白胆固醇、低密度脂蛋白胆固醇、载脂蛋白 A_1、载脂蛋白 B 6 项指标。每项指标名称也不一致，例如高密度脂蛋白可记为"高密度脂蛋白胆固醇""HDL""HDL－C"等。

由于电子病历数据的诸多复杂特征，以及真实世界中数据的质量问题，导致基于电子病历的后结构化处理存在极大的难度。随着医疗数据应用的不断深入，现有的电子病历数据不仅要求用户能够读懂数据语义，更需要计算机能够理解数据的语义，因而对于数据的标准化和结构化提出了更高的要求。随着医疗专科分化越来越细，不同专科、病种对数据的应用差别很大，对数据语义上的要求也大相径庭，为电子病历数据的标准化和结构化带来了更大的难度。

第三节　我国临床医学术语标准及应用现状

从满足医疗卫生信息的语义、技术和过程互操作性的需求出发，按照颗粒度和复合程度，卫生信息专家将医疗卫生信息标准归纳为：术语和标识标准、数据标准、卫生信息传输标准、卫生信息技术规范、卫生信息集成规范、业务应用规范、安全与隐私保护规范、通用信息技术标准和规范共 8 类。医学术语标准属于最细粒度的标准，主要涉及卫生领域的概念和实体的描述，目的是针对客观存在的医学概念进行逻辑支撑，保证信息的完整性和清晰性。本节主要对我国医学术语标准的研究现状进行概述，并结合目前相关标准的应用现状进行分析，为后续研究跨院电子病历临床术语标准化奠定基础。

一、医学术语标准概念及分类

医学术语标准化主要是运用标准化的原理和方法，通过制定医学术语标准，使一定范围内的医学用语得到统一，以获得最佳秩序和社会效益。近年来，随着医疗机构信息化的不断深化，各种基于实际应用的临床术语标准的需求日益增加，再伴随着医学的发展，疾病领域越来越细分，医师临床实践的差异化越来越明显，医疗机构、科室之间的信息交换、共享、整合和利用因数据结构和表达的不同而无法达成。

根据语义关系强弱、结构化程度和语言受控程度，已有的国内外医学术语标准一般分为3个层次：①词汇表类，强调对概念的解释，形式简单，不涉及复杂的语义关系。②分类体系，强调概念之间的层级聚合和类别体系，起到范畴归类的作用。③语义关联组类，强调概念的表达，以及概念之间各种关系的揭示，如叙词表、语义网络、本体类（表2-2）。

表2-2　　　　　　　　　　　　　国内外医学术语标准分类

层　次	医学术语标准名称	版权机构	主题领域
词汇表	《用户健康词汇表》（CHV）	美国犹他大学生物医学信息部	健康
	《人类基因命名表》（HUGO）	国际人类基因命名委员会（HGNC）	遗传学
	《MediLexicon 医学词典》	英国 MediLexicon 国际有限公司	医学综合
分类体系	《国际疾病分类法(第10版)》(ICD-10)	WHO	临床医学
	《解剖-治疗-化学代码》（ATC）	WHO 药物统计方法合作中心	药物
	《观测指标标识符逻辑命名与编码系统》（LOINC）	美国印第安纳大学医学中心 Regenstrief 研究院	医学检验
关联组类	《医学系统命名法：临床术语》（SNOMED CT）	国际健康术语标准发展组织（IHTSDO）	临床医学
	《基因本体》（GO）	基因本体联盟	基因
	《NCI 叙词表》（NCIt）	美国国立癌症研究所	医学综合
	《医学主题词表》（MeSH）	美国国立医学图书馆（NLM）	医学综合
	《药物标准术语表》（RxNorm）	美国国立医学图书馆（NLM）	药物
	《一体化医学语言系统》（UMLS）	美国国立医学图书馆（NLM）	医学综合

其中，SNOMED CT 和 ICD 在临床医学中应用最为广泛。SNOMED CT 是

被认为具有临床价值、语义内容丰富且满足信息整合需求的临床术语标准集，其以医学本体论作为理论框架设计了临床医学术语框架体系，在组织结构、顶级分类设计等方面能够很好地体现西医的特点和规律，通过概念表、描述表和关系表，将具有临床含义的医学概念、概念的自然语言表达和层级结构、概念之间的关系按照临床医学逻辑有机地结合与表示，具备较强的拓展性和灵活性，能够适应不同国家的临床需求，并且能够与 ICD－10、ICD－CM－O－3、LOINC 等多种术语集进行交叉映射，支持与国家信息交换标准如（HL7 等）合作，英国、丹麦、澳大利亚等多个国家将其作为临床术语来源进行本地化的扩展，发展其在电子病历标准化表示、临床数据的深层次利用、医疗数据互操作等多方面的应用。

ICD－10 是全球公认的医学诊断统计学分类工具，根据疾病的病因、病理、临床表现和解剖位置等特性将疾病进行分类编码，尽管 ICD－10 还处于术语编码阶段，没有搭建语义关联结构，但其分类编码给临床工作带来了极大的便利，是原始临床资料成为医疗信息的重要方法，有利于疾病分类和统计分析，被广泛应用于报告和追踪死亡率、疾病统计报表以及费用核算和报销。

二、我国临床术语标准研究

临床医学术语标准化问题已经成为制约领域内信息共享和数据有意义使用的关键因素。相较于国外，国内对于临床医学术语的探索，尚未形成体系性的成果。现阶段都是 HIT 厂商根据医疗机构的具体应用需求，制定相关的术语标准。随着国家对电子病历评级标准的要求，以及大数据驱动的临床电子病历应用，亟待构建符合我国临床应用需求的医学术语标准。

在我国临床术语标准研究方面，相关研究人员尝试通过借鉴国际通用的术语标准体系，结合我国实际情况来搭建一系列为实际应用提供基础支持的临床术语标准体系，研究涉及国外术语标准的理论调研、术语标准构建的方法学研究、体系框架研究、本土化实践研究等多方面（表 2－3）。在理论和方法学研究方面，国内大多数研究者以分析借鉴 SNOMED CT 的概念分类体系为主，并结合我国临床电子病历本土化特征开展映射方法和体系框架研究。在本土化实践应用研究方面，最早由李包罗和李恩生开展 SNOMED 3.4 版本的中文翻译工作，并且发布了 SNOMED 3.4 的中文版本。传统中医学的信息化研究也尝试通过借鉴 SNOMED CT 的体系架构，来搭建符合中医临床应用的标准化术语体系，中国中医科学院的崔蒙、刘保延等曾制定了中医临床术语标准集。

表 2-3   国内医学术语标准代表性研究成果

研究类型	研究机构	年份（年）	文　献
理论研究	中国医学科学院	2006	《SNOMED CT 的构成与应用》
	中国中医科学院	2007	《SNOMED CT 2007 的顶级概念分类详解》
	福建中医学院	2007	《临床医学系统术语 SNOMED CT 的特点及其应用》
	中国医学科学院	2012	《医学概念标准化工作研究》
	中国中医科学院	2016	《SNOMED CT 的应用现状及发展趋势》
	华中科技大学同济医学院、国家卫生健康委员会	2019	《国外医学术语标准开发方法及对我国的启示》
	昆明市儿童医院	2018	《SNOMED CT 对国家医疗数据互联互通目标的支撑性研究》
方法学研究	上海交通大学	2008	《基于 SNOMED 的嵌入式电子病历模板的设计方法》
	中国中医科学院	2008	《基于 SNOMED CT 核心构架研究的中医临床术语集标准化特征要素初探》
	上海中医药大学	2012	《中医临床术语分类标准框架的思考与构建探索》
	中国中医科学院	2015	《构建中医临床术语标准真实世界规范化应用技术体系的思考》
	空军军医大学	2019	《基于信息模型的本地医学术语与 SNOMED CT 的映射方法探索》
	浙江大学	2015	《中文临床医学术语结构化编码和快速映射方法研究与实现》
实践应用研究	中国医学科学院	1999	《中文 SNOMED 电子 3.4 版功能设计、实现与应用》
	中国中医科学院	2005	《借鉴 SNOMED CT 发展中医临床标准术语集》

续表

研究类型	研究机构	年份（年）	文　献
实践应用研究	中国中医科学院	2007	《知识本体与中医临床术语规范化工作》
	解放军第一七四医院，厦门大学附属第一医院	2018	《临床专科术语标准化和电子病历结构化构建实践》
	中国中医科学院	2019	《中医临床术语系统 V2.0 概念间关系设定》

尽管国内对医学术语标准的研究起步较晚，但目前也有了一定的研究成果，诸多国内的标准化组织和研究机构等都在积极参与医学术语标准的建设，已有部分中文版医学术语集可供使用（表 2-4），既包括大量引进和翻译的国际医学术语标准，如《中文医学主题词表》，也有针对自身情况开展的临床术语的本地化研究和制定，如《临床检验项目分类与代码》《中医临床术语集》《OMAHA 七巧板医学术语集》等，也有在专科领域进行的术语构建实践探索，如《胸外科疾病标准诊疗术语》。

表 2-4　　　　　　　　　国内已发布的医学术语标准

层　次	医学术语标准名称	版权机构
词表类	《中华人民共和国药典》	国家药典委员会
	《常用临床医学名词（2019 年版）》	国家卫生健康委员会
分类体系	《GB/T 14396—2016 疾病分类与代码》	国家卫生健康委员会
	《临床检验项目分类与代码》（已废止）	国家卫生健康委员会
	《T/CHIA 001—2017 手术、操作分类与代码》	中国卫生信息与健康医疗大数据学会
	《胸外科疾病标准诊疗术语》	中国医师协会胸外科医师分会
关联组类	《中文医学主题词表》（CMeSH）	中国医学科学院医学信息研究所
	《中国中医药学主题词表》	中国中医研究院中医药信息研究所
	《中文一体化医学语言系统》（CUMLS）	中国医学科学院医学信息研究所
	《中医药一体化语言系统》（TCMLS）	中国中医研究院中医药信息研究所
	《中医临床术语集》	中国中医科学院中医药信息研究所
	《OMAHA 七巧板医学术语集》	浙江数字医疗卫生技术研究院

《疾病分类与代码》是 2016 年发布的国家推荐性标准，目的是解决我国医疗卫生领域的疾病编码的两个主要问题：一是有多种编码方案，应用的范围不一，多数是单一或者少数的一些机构共用一些独立编码方案，使用范围主要是病案室

和卫生统筹部门，主要是用于卫生统筹、临床统计。二是疾病编码不全、重叠、结构不清，主要表现在新病种、罕见病种的编码缺失，某些疾病没有具体分类，同一大类具体疾病编码不清。标准编制原则主要参考了 ICD－10，在其基础上进行了调整和扩充，将疾病编码由 4 位扩展到 6 位，覆盖 2 万余种疾病条目。标准分类包括疾病、损伤和中毒性质、损伤与中毒外部原因、影响健康状态和保健机构接触的主导因素，涵盖了心血管病学、呼吸病学、胃肠病学等 26 个学科门类，更详细地表达临床常见疾病、医疗行政部门关注的重大疾病、国家基本公共卫生服务规范所列的疾病等，构建一种既与国际接轨又具有我国特色的临床疾病分类代码标准，满足临床路径管理、按病种付费、医院评审、重点学科评审和传染病报告等需要，使医疗服务体系进入良性循环，使现有医疗资源能够发挥最大的作用，可以促使数据交换共同协同系统、信息对外服务系统、决策分析支持系统和资源协同调度系统协同地实现自身成本，避免重复检查和重复治疗，减少看病费用。

在专科领域术语标准研究方面，为了解决胸外科专业诊疗术语不标准、不统一，与国外研究无法接轨等问题，中国医师协会胸外科医师分会与人民卫生出版社牵头，组织包括四川大学华西医院、中国医学科学院肿瘤医院等在内的 10 余家医院的胸外科专家成立了胸外科专业术语标准化委员会，编制并发布了《胸外科疾病标准诊疗术语》。术语集编制从胸外科临床实际诊疗场景出发，采用分类编码的方式，以不同发生部位的胸外科疾病（如肺部疾病、食管疾病、纵隔疾病等）为主要分类，将疾病与诊断名称、手术治疗、疗效评价、预后等一系列术语进行整合与分类编码，同时规范了患者信息、现病史、体格检查与术前检查、麻醉与输血等相关临床术语表达，从顶层设计上解决了胸外科临床诊疗术语标准化问题。为了避免在国际学术交流中由于专业术语翻译的不统一而产生歧义，在制定胸外科疾病中文标准化诊疗术语的同时，也确定了相应的英文名称，以更好地促进国际学术交流。

《OMAHA 七巧板医学术语集》是基于本体方式构建的符合临床适用性的医学术语集，参考了包括 SNOMED CT、UMLS 等多个术语标准设计框架体系，核心构件包含概念表、用于描述概念的符合临床用语习惯的术语表、将概念联系起来的关系表以及与国内外主流术语标准进行连接的映射表，既可以帮助规范医学术语表达，又可以提升不同系统间的语义互操作能力，截至 2020 年 10 月，已经发布了 97 万个概念、122 万个术语、291 万关系以及 122 万个映射。

可以看出，由政府牵头构建的临床术语标准《疾病分类与代码》与《临床检验项目分类与代码》仅停留在分类编码阶段，不能有效地对临床医学术语进行关联组织，而具备语义关联中的《中文医学主题词表》《中国中医药学主题词表》等标准则更多的应用在信息检索领域，在临床应用中的作用有限，《OMAHA七巧板医学术语集》则由于需要昂贵的使用费用，而没有大规模地开放应用。因此，目前我国还没有形成一套完整的广泛应用的临床术语标准，正是由于国内医疗卫生信息化缺乏统一且规范的术语标准体系，则导致医疗信息不能互联互通。

三、我国临床术语标准应用调研

国内研究者侯丽等选取中美从事临床、术语标准研究的从业人员开展我国医学术语标准应用及研究现状问卷调查，通过对国内外研究人员对医学术语的使用行为、使用频率、应用领域以及存在的问题等多个方面的调查，直观地反映我国医学术语应用的现状和问题。

（一）我国医学术语应用的现状

1. 中美研究人员对医学术语标准应用存在明显差异　在关于"是否有过使用医学术语标准经验"的调查结果显示，中国仅有60％左右的研究人员表示使用过医学术语标准，而美国则有90％以上的研究人员使用过。由此可见，医学术语标准在国内医疗系统中的推广应用与国外还存在一定差距，推测其原因是国内研究和引进医学术语标准晚于国外多年，在国内大范围地推广和应用存在一定的难度，目前众多医疗机构和研究机构内部都有自行定义和使用的术语编码系统，仍有部分医学工作者和研究人员，在实际的工作研究中更倾向于各自使用内部自行定义的编码对医学信息进行规范化处理。

2. 国际主流术语标准应用广泛　国际社会对医学术语标准化研究起步较早，各术语标准化组织的共同努力促使国外医学标准及术语集成果丰富，且在全球范围内的应用中取得良好成果。对研究人员具体使用行为的调查结果显示（图2-2），国内研究人员对一些国际已经被广泛使用的标准存在较高的共识度，包括ICD-10/ICD-9、SNOMED CT以及MeSH等综合性医学术语标准，对LOINC、HPO、RxNorm等专业术语标准有一定的使用。这一结果与对美国研究人员的调研结果一致，符合国际主流趋势。而问卷调查显示仅有少部分中国研究人员（10％）会偶尔选择使用国内术语标准开展数据分析，证明国内自主开发制定的标准化临床医疗术语标准目前仍处于小范围的应用阶段，影响力远不如国际主流术语标准，有待进一步的完善和推广。

3. 医学术语标准应用场景覆盖医学信息处理的诸多环节　在对医学术语标

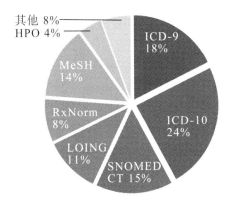

图 2-2　医学术语标准使用情况调研结果

准应用场景的调查发现，其主要是用于数据标准化处理，其次是借助术语标准开展数据分析，再其次是用于文献检索与数据采集。由于不同医疗机构的术语使用不一致，故利用现有标准开展数据标准化处理是最广泛的用途。无论是科研人员，还是临床医师，在数据的收集过程中，涉及不同来源、不同类型、不同格式数据的统一存取，需要利用 ICD 分类编码等将源数据进行合理的分类，确定数据收集策略和存储规则。而为了能够大规模使用医学数据开展数据分析等工作，数据的标准化转换是必不可少的，需要通过术语标准将不同表达方式的数据进行映射编码，确保数据格式的统一，开展数据清理工作。而从事医学研究的人员在进行医学文献检索时，需要利用 MeSH 主题词表在数据库内进行文献内容的规范、高效查找。因此，从医学文献检索到医学数据的收集、标准化处理以及分析的各个阶段，诸多研究者都会在实际的科学研究和临床工作中应用医学术语标准，证实了医学术语标准在医学信息处理和科学研究中发挥了重要作用。

（二）我国医学术语标准应用现存问题

1. 医学术语标准推广应用困难，缺乏普及教育　大多数研究者都对其应用持积极的态度，也肯定了其对于临床工作和科学研究的重要价值，但通过深入调查，发现大部分研究人员普遍认为，现阶段医学术语标准在实践应用过程中还存在诸多问题需要解决（图 2-3），包括：缺少术语标准相关推广、术语不完备、数据不规范、缺少术语管理工具、采纳何种术语标准更有效，以及实施术语标准存在难度等。以上应用困难因素分布比例如图 2-3 所示。

被调查者一致认为，"缺少医学术语方面的教育和推广"是医学术语标准在我国应用推进的主要困难，尽管我国政府和相关部门多次强调医学术语标准应用在医疗卫生事业发展过程中的重要作用，但是国内从事医学术语推广与专业教育

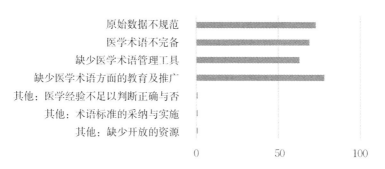

图 2‐3　国内术语应用难点调研结果

的机构缺乏，尤其是各大医疗机构的医学术语的编码人员与从事临床一线工作的人员来自不同科室，彼此对医学术语标准的使用沟通交流欠缺。面向基层的培训指导工作也不到位，致使一线工作和研究人员在应用过程中存在术语标准化意识薄弱、操作不规范等问题，阻碍了其大规模应用。同时，引进的国际术语标准在进行本土化时存在"术语不完备"的现象，可能是由于国际术语标准与本地标准的对接还存在一定难度，一些中国特有的疾病并不能及时在汉化版的国际术语标准中出现，如"克山病"在中国特定地区才会出现的疾病就缺失。这个因素则要求医学术语标准维护人员根据应用场景和需求添加新的编码或者修改、删除已有编码，大大增加了研究人员应用术语标准的工作量，而"原始数据不规范""缺乏术语管理工具"等问题也是致使研究人员在实践过程中无法较好应用术语标准的原因。

2. 医学术语标准开发阻碍众多，共识共通成为最大难题　除了对医学术语标准的应用现状进行调查外，本研究还对我国的医学术语标准开发研究工作进行了初步的调查。调查的对象中仅有 21% 的人参与过医学术语标准的开发，且大多数调查对象认为医学术语标准的开发困难重重，主要问题集中在术语标准建设的"共识共通"上。"缺乏协调、各自为政""通用性难以估计""缺乏正式的基于共识的过程"等描述都是一线术语开发人员的切实体验。"考虑应用场景和具体需求""术语标准的全面性、准确性以及语义关系描述""后期的维护支持"等也都是术语开发过程中的重点和难点。

总体来看，随着我国卫生信息化建设和医疗大数据建设步伐的加快，国内临床医学从业者、医学信息研究者都对临床术语标准建设的重要性达成一致，然而我国现有的医学术语标准体系尚无法满足大量临床数据的标准化表示需求，仍需要吸收借鉴国外先进的医学知识表示模型、医疗术语及内容体系建设经验，充分思考和兼容我国医疗术语实际问题，设计科学的体系框架、完善协作机制、规范构建流程，探索临床术语标准化的有效路径。

第四节　我国电子病历数据标准规范及应用现状

数据标准是指在概念和实体标准化描述的基础上产生的、针对数据的标准及规范，主要是描述和说明数据的含义（数据元的元数据规范），需要与术语标准联合应用（数据元字典必须有术语和词汇支持），为收集、存储、传输、统计分析等过程中的数据提供标准化内容和格式。在上节针对我国临床医学术语标准研究的基础上，本节主要针对我国卫生信息标准中与电子病历相关的数据标准进行系统概述，并对其应用现状和存在问题进行分析。

一、我国电子病历数据标准规范

信息标准是医疗卫生信息化建设的基石，也是医疗卫生信息系统高效运行的核心。国家卫生健康委员会于 2020 年 10 月 10 日发布《关于加强全民健康信息标准化体系建设的意见》，内容指出：截至 2020 年 8 月，国家卫生健康委员会现行有效的卫生信息标准共 227 项，其中国家标准 1 项、行业标准 226 项。另外，现行的地方标准 9 项、团体标准 37 项（表 2-5）。近年来，我国在电子病历标准化方面也做了大量工作，制定和发布了一系列标准规范（表 2-6），包括《电子病历基本数据集》标准、《高血压专科电子病历基本数据集》《电子病历共享文档规范》《电子病历与医院信息平台标准符合性测试规范》《基于电子病历的医院信息平台技术规范》等在内的一系列标准，其中前两项属于数据标准。

表 2-5　　　　我国现有卫生信息标准分布

标准类别	数量（项）
国家标准	1
行业标准	226
地方标准	9
团体标准	37
合计	273

表 2-6　　　　　　　　　　　　我国现有电子病历相关标准

标准号	标准名称	标准类型
WS 445—2014	《电子病历基本数据集》	强制性行业标准
WS/T 500—2016	《电子病历共享文档规范》	推荐性行业标准
WS/T 501—2016	《电子病历与医院信息平台标准符合性测试规范》	推荐性行业标准
WS/T 447—2014	《基于电子病历的医院信息平台技术规范》	推荐性行业标准
T/CHIA 6—2018	《专科电子病历数据集编制规范》	推荐性团体标准
T/CHIA 7—2018	《高血压专科电子病历基本数据集》	推荐性团体标准

（一）电子病历基本数据集标准

《电子病历基本数据集》是在 2009 版《电子病历基本架构与数据标准》的基础上，参照近年来医疗卫生行业发布的新的业务规范与相关的信息标准修订而成。结合原国家卫生部、国家中医药管理局颁布的《病历书写基本规范（2010）》和《中医病历书写基本规范（2010）》相关要求，将电子病历基本架构划分为病历概要、门（急）诊病历记录、住院病历记录、转诊（院）记录、医疗机构信息，共 5 个业务域。各业务域的信息内容再根据临床业务规范和实际应用需要，细分为若干个既相对独立又彼此关联的"业务活动记录类别"。基本数据集就是基于"业务活动记录类别"这一层级划分的，共分为 17 个基本数据集（图 2-4）。

《WS 445 电子病历基本数据集》（以下简称 WS 445）标准中数据元的筛选依据多项卫生行业的业务标准与规范，包括《病历书写规范（2010）》《电子病历基本规范（2010）》《中医电子病历基本规范（2010）》《住院病案首页（2011）》《中医住院病案首页（2011）》等，参考上述规范中的明确要求记录的数据项，将复杂的数据项从临床知识的角度进行解析，如"入院记录基本数据集"中的既往史通过"一般健康状况标志、疾病史（含外伤）、患者传染性标志、传染病史、预防接种史、手术史、输血史、过敏史、个人史、婚育史、月经史、家族史"来描述。若复杂数据项不便于解析或解析后不能完整准确地表达原数据项的内容，则将该数据项作为数据元纳入数据集，如"主诉、现病史"等。同时，该标准对数据集中数据元的专用属性进行标准化，包括数据元内部标识符、数据元标识符（DE）、数据元的名称和定义、数据元值的数据类型和表示格式，共 6 个属性。

作为装载数据的容器，数据元一直被作为重要的元数据标准而开发和维护，

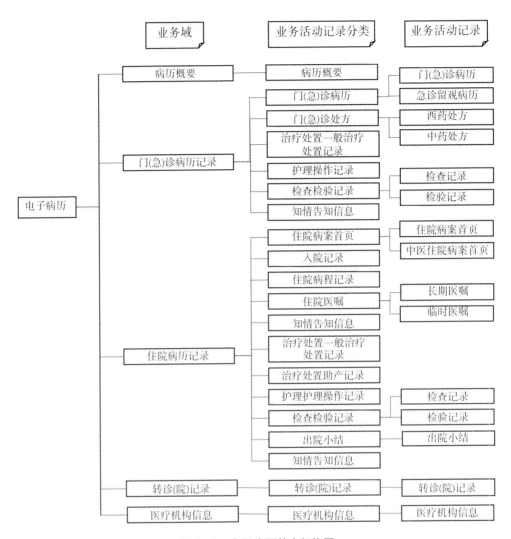

图 2-4　电子病历基本架构图

在整个卫生信息标准体系中有着至关重要的作用,为电子病历、健康档案等相关数据集的构建提供最底层数据基础。《WS 363 卫生信息数据元目录》(以下简称WS 363)标准规定了电子健康档案和电子病历数据元的描述规范,对常用数据元的定义、数据元值域代码及约束条件分 17 个部分进行了描述,内容包含卫生服务对象信息(人口学及社会经济学特征、健康史)、健康危险因素(职业危险因素、行为危险因素、环境及其他危险因素)、医学观察信息(主诉与症状、体格检查、临床辅助检查、实验室检查)、诊断与评估信息(医学诊断、医学评估)、计划与干预信息等。与数据元目录对应,《WS 364 卫生信息数据元值域代码》(以下简称 WS 364)标准根据电子健康档案和电子病历领域数据元的描述习惯和规范，对数据元值域代码的描述格式和值域作了规定。

因此，电子病历数据集中数据元的标准化工作以 WS 363 为基准，通过对相同数据元的直接调用以及结合特定语境对象类或允许值进行适当的约束，实现既能与上位标准兼容，又能满足特定语境下数据元属性描述的需求。如 WS 363 中的"性别代码"在电子病历环境下可通过对象类的约束产生新的数据元，如"患者性别代码""新生儿性别代码"等。对于 WS 363 中未纳入的数据元，则遵循相关的上位标准《WS/T 303—2009 卫生信息数据元标准化规则》《WS/T 305—2009 卫生信息数据集元数据规范》对数据元的 6 个属性进行赋值。数据元值域标准化主要参照 WS 364。对于 WS 364 未包含但在电子病历语境下能够确定其允许值范围的，则列出该数据元允许值的值域代码表，这些值域代码表在 WS 364 更新时将补充纳入其中。《卫生信息数据元目录》《卫生信息数据元值域代码》《电子病历基本数据集》等标准已在数据语义层面制定了标准化规则，为后续《电子病历共享文档规范》等信息内容标准提供了数据基础，支持基于电子病历的更高层次临床信息的语义互联互通。

（二）专科电子病历数据标准

针对重大慢性疾病相关卫生信息标准缺乏、数据无法统计分析等问题，由中南大学湘雅三医院牵头组织，原国家卫生计生委员会统计信息中心、中国医学科学院阜外医院、空军军医大学、北京大学人民医院等 14 个相关单位联合参与的国家慢性疾病卫生信息团体标准工作团队，于 2018 年发布了《专科电子病历数据集编制规范》以及《高血压专科电子病历基本数据集》团体标准，该标准参考《电子病历基本数据集》基本标准，结合高血压专科特有的临床诊疗特征，将原有的数据元细化拆解为多个具有专科特色的数据元，并给出数据元值域代码。如将 WS 445 中入院记录子集中"DE02.10.071.00 现病史"数据元拆解为"高血压相关症状（列表、症状标识）、症状及持续时间、就诊频次、就诊机构名称、既往血压（最高、最低、平均）、降压药用药情况（药物名称列表、标识）等"，并规范了"现病史高血压相关症状数据表""现病史既往使用降压药物信息数据表""现病史高血压相关检查或检验数据表"等包含专科常见症状、药物及检查等，更大程度上满足结构化电子病历的需求，为专科电子病历语义层面的数据融合提供了基础，对规范医疗单位之间数据的有效交换和统计，促进专科电子病历的协同与融合等具有十分重要的意义。

（三）电子病历共享标准

《WS/T 500 电子病历共享文档规范》（以下简称 WS/T 500）是国家层面电

子病历基本数据传输与交换标准，旨在进一步提升区域卫生平台的建设质量，满足各级各类医院信息传输与交换层面的规范和统一需求，实现了医院信息跨机构、跨区域交换与共享。标准数据遵循 WS 445，实现电子病历共享文档中用到的数据元素及代码都与 WS 445 标准高度统一。

该标准遵循 HL7 RIM 模型，借鉴了国际上已有的成熟文档架构标准 ISO/HL7、CDA、R2 三层架构，同时结合我国医疗卫生业务需求，进行本土化约束和适当扩展，以适合我国卫生信息共享文档共享与交换。以文档架构为依据来规范性说明电子病历共享文档的通用架构，通过模板库约束来规范性描述电子病历共享文档的具体业务内容，以电子病历基本数据集为基础来规范性定义电子病历共享文档所包含的数据元素，以值域代码为标准来规范性记载电子病历共享文档的编码型数据元素，清晰展示了具体应用文档的业务语境以及数据单元之间的关联关系，支持更高层次的语义互联互通。

（四）电子病历与医院信息平台建设标准

《WS/T 501 电子病历与医院信息平台标准符合性测试规范》（以下简称 WS/T 501）旨在指导、促进我国基于电子病历的医院信息平台的标准化建设。《WS/T 447 基于电子病历的医院信息平台技术规范》（以下简称 WS/T 447）是规范基于电子病历的医院信息平台建设的技术规范，对医院信息平台建设开展测试、验收和评价工作提供指导。主要内容包括：描述医院信息平台的整体架构，提出对医院信息平台的整体技术要求、基本功能要求；针对医院信息平台信息资源中心提出数据规范要求；提出医院信息平台与区域卫生信息平台以及各类临床信息系统的交互规范；对医院信息平台的基础设施建设提出技术要求；提出医院信息平台的安全规范以及基础服务的性能要求。

二、我国电子病历数据标准应用现状

自 2018 年以来，医疗信息化政策频出，成为促进医疗信息化建设工作的一大推手。国家卫生健康委员会发布《关于进一步推进以电子病历为核心的医疗机构信息化建设工作的通知》，强调了不断加强电子病历信息化建设的重要意义，提出要注意顶层设计、统筹推进，加强医院信息平台建设，使分布在不同部门的不同信息系统由分散到整合再到嵌合融合，逐步解决信息孤岛、信息烟囱问题，最终形成基于医院信息平台的整体统一的院内信息。并且强调数据标准化以及应用 WS 445、WS/T 500、WS/T 447 等行业信息标准的重要意义。还明确要求到2020 年，三级医院要实现院内各诊疗环节信息互联互通，达到医院信息互联互通标准化成熟度测评 4 级水平。

《国家医疗健康信息区域全民健康信息互联互通标准化成熟度测评方案》实现各医院之间、医院和各级卫生管理机构之间的信息互联、互通、互享，虽然提到了数据集标准化要求，但是并没有对电子病历数据标准的应用提出要求；到了2020 年的关键节点，卫生健康委员会制定并发布了新版本的《医院信息互联互通标准化成熟度测评方案 2020 版》（以下简称《2020 测评方案》），目的是通过对各医疗机构组织建设的以电子病历和医院信息平台为核心的医院信息化项目进行标准符合性测试以及互联互通实际应用效果的评价，促进卫生健康信息标准的采纳、实施和应用，推进医疗卫生服务与管理系统的标准化建设，促进业务协同，为医疗卫生机构之间标准化互联互通和信息共享提供技术保障。测评依据电子病历基本数据集、电子病历共享文档规范等数据和内容标准建立多维度的测评指标体系，其中标准符合性测试内容就包括依据标准 WS 445—2014、WS 375.9—2012、WS 376.1—2013 的要求，测试电子病历数据的数据类型、表示格式、数据元值及代码等数据元属性的标准化程度。在《2020 测评方案》发布前，国家卫生健康委员会或其前身虽然也发布过 WS 445、WS/T 447、《手术、操作分类与代码》等一些标准化文件，但由于没有提出"医院信息互联互通"的要求，各医疗机构、云 HIS 厂商在贯彻执行这些标准时还做不到完全应用。《2020 测评方案》就是为了督促和鼓励各家医疗机构和云 HIS 厂商更严格地执行以前发布的这些标准。截至 2019 年 6 月，共有 102 个地市和 191 所医院通过了测评。

国家卫生健康委员会依托《电子病历系统应用水平分级评价标准》（以下简称《标准》）开展电子病历系统应用水平分级评价工作。在《标准》中，电子病历系统应用水平划分为 9 个等级（表 2 - 7），每一等级的标准包括电子病历各个局部系统的要求和对医疗机构整体电子病历系统的要求，在《标准》中增加对数据质量水平的考察，从完整性、一致性、整合性、及时性四个角度考察数据质量，加强对病历书写质量和电子病历数据质量把控。然而，截至 2019 年，卫生健康委员会的评级数据显示（表 2 - 8），虽然全国 70% 以上三级医院完成了电子病历系统建设，平均应用水平基本能够支持医院科室部门之间的信息数据共享，但不能达到全院范围内的信息共享和数据的统一管理和利用需求。

表 2 - 7 电子病历系统应用水平分级评价标准

等　　级	评价内容
0 级	未形成电子病历系统

续表

等 级	评价内容
1 级	独立医疗信息系统建立
2 级	医疗信息部门内部交换
3 级	部门间数据交换
4 级	全院信息共享,初级医疗决策支持
5 级	统一数据管理,中级医疗决策支持
6 级	全流程医疗数据闭环管理,高级医疗决策支持
7 级	医疗安全质量管控,区域医疗信息共享
8 级	健康信息整合,医疗安全质量持续提升

表 2 - 8 　　2016—2018 年电子病历分级填报医院总体评级情况　单位:例(%)

等 级	2016 年	2017 年	2018 年
8 级	—	—	0 (0)
7 级	2 (0.06%)	2 (0.05%)	2 (0.03%)
6 级	9 (0.25%)	8 (0.21%)	14 (0.22%)
5 级	22 (0.61%)	33 (0.85%)	63 (1.00%)
4 级	229 (6.31%)	301 (7.72%)	655 (10.25%)
3 级	529 (14.57%)	551 (14.14%)	1625 (25.43%)
2 级	745 (20.52%)	791 (20.30%)	1229 (19.24%)
1 级	273 (7.52%)	312 (8.01%)	780 (12.21%)
0 级	1821 (50.17%)	1899 (48.73%)	2020 (31.62%)

2020 年 10 月国家卫生健康委员会发布的《关于加强全民健康信息标准化体系建设的意见》指出,虽然我国在电子病历数据标准化方面取得了一定的成果,但是仍然存在标准体系不健全、标准评估和应用管理不规范、部分标准应用不协同不统一等问题,不同程度影响了标准支撑作用的充分发挥。同时,已经发布的数据标准和规范实质是为了便于医疗信息统计,没有从真实的应用场景以及后期数据的整合利用角度出发,缺乏统一的临床医学术语词典和标准、面向专科专病的电子病历文档规范等相关的规范化标准体系,使得临床积累的大量病历等信息的价值无法释放,数据驱动难以落实到实际的应用场景。

因此,加快基于电子病历的医院信息平台和临床数据中心建设,提升标准应用水平;加快研究编制医学术语、检查检验代码、药品耗材应用编码、数据交互接口、数据分析、临床决策支持等基础标准是我国医疗信息标准化未来工作的重点。

参考文献

［1］李小华. 医疗卫生信息标准化技术与应用［M］. 2 版. 北京：人民卫生出版社，2020.

［2］汤学军，董方杰，张黎黎，等. 我国医疗健康信息标准体系建设实践与思考［J］. 中国卫生信息管理杂志，2016，13（1）：31-36.

［3］马敬东，张学高，李岳峰，等. 国内外健康医疗大数据资源标准体系研究进展［J］. 中国卫生信息管理杂志，2019，16（3）：257-262.

［4］蒋友好. 深度电子病历分析研究综述［J］. 电脑知识与技术，2018，14（15）：301-304.

［5］闵令通. 医疗信息分层模型研究与实践［D］. 杭州：浙江大学，2019.

［6］钱庆，吴思竹. 国外医学术语标准化发展对我国的启示［J］. 医学信息学杂志，2013，34（5）：42-46，51.

［7］郭玉峰，刘保延，周雪忠. SNOMED CT 2007 的顶级概念分类详解［J］. 中华中医药学刊，2008（9）：1928-1932.

［8］钟伶，林丹红，林晓华. 临床医学系统术语 SNOMED CT 的特点及其应用［J］. 中华医学图书情报杂志，2007（2）：58-60.

［9］吴思竹，钱庆. 医学概念标准化工作研究［J］. 医学信息学杂志，2012，33（3）：2-9.

［10］李莎莎，董燕，孟凡红，等. SNOMED CT 的应用现状及发展趋势［J］. 中国数字医学，2016，11（1）：100-102.

［11］谢雪娇，张黎黎，奈存剑，等. 国外医学术语标准开发方法及对我国的启示［J］. 中华医学图书情报杂志，2019，28（11）：16-21.

［12］郝惠娟，杨喆，刘丹红. 基于信息模型的本地医学术语与 SNOMED CT 的映射方法探索［J］. 中国数字医学，2019，14（4）：29-32.

［13］王奕，李芳. 基于 SNOMED 的嵌入式电子病历模板的设计方法［J］. 计算机应用与软件，2008（2）：223-224，274.

［14］郭玉峰，刘保延，姚乃礼，等. 基于 SNOMED CT 核心构架研究的中医临床术语集标准化特征要素初探［J］. 中国中医药信息杂志，2008（9）：96-97.

［15］袁敏，施毅，许吉，等. 中医临床术语分类标准框架的思考与构建探索［J］. 世界科学技术（中医药现代化），2012，14（3）：1599-1603.

［16］郭玉峰，谢琪，周霞继，等. 构建中医临床术语标准真实世界规范化应用技术体系的思考［J］. 中医杂志，2015，56（7）：557-561.

［17］甘辰希. 中文临床医学术语结构化编码和快速映射方法研究与实现［D］. 杭州：浙

江大学，2015.

　　[18] 李包罗. 第八届全国医药信息学大会论文集 [C]. 南京：中国医药信息学会，1999.

　　[19] 郭玉峰，刘保延，崔蒙，等. 中医药发展与人类健康：庆祝中国中医研究院成立 50 周年论文集（上册）[C]. 北京：中国中医科学院，2005.

　　[20] 郭玉峰，刘保延，李平，等. 知识本体与中医临床术语规范化工作 [J]. 中华中医药学刊，2007（7）：1368－1370.

　　[21] 孙凤英，于修义. 临床专科术语标准化和电子病历结构化构建实践 [J]. 中国病案，2018，19（12）：6－8.

　　[22] 高博，朱彦，刘静，等. 中医临床术语系统 v2.0 概念间关系设定 [J]. 中国数字医学，2019，14（4）：22－25.

　　[23] 国家药典委员会. 中华人民共和国药典（2015 年版）[M]. 北京：中国医药科技出版社，2015.

　　[24] 中国医师协会胸外科医师分会. 胸外科疾病标准化诊疗术语 [M]. 北京：人民卫生出版社，2017.

　　[25] 中国医学科学院医学信息研究所. 中文医学主题词表 [EB/OL].（2018－03－02）[2020－12－01]. http：//cmesh. imicams. ac. cn.

　　[26] 中国中医科学院中医药信息研究所. 中医临床术语系统发布平台 [EB/OL].（2017－09－07）[2020－12－01]. http：//standard. cintcm. com/main/indexApp.

　　[27] 开放医疗与健康联盟. 七巧板医学术语集 [EB/OL].（2019－07－30）[2020－12－01]. http：//term. omaha. org. cn.

　　[28] 侯丽，洪娜，李露琪，等. OHDSI 通用数据模型及医学术语标准国内应用现状分析 [J]. 医学信息学杂志，2020，303（2）：6－14.

　　[29] 国家卫生健康委员会. 关于进一步推进以电子病历为核心的医疗机构信息化建设工作的通知 [EB/OL].（2018－08－28）[2020－12－01]. http：//www. nhc. gov. cn/yzygj/s7659/201808/a924c197326440cdaaa0e563f5b111c2. shtml.

　　[30] 国家卫生健康委员会. 对十三届全国人大五次会议第 9265 号建议的答复 [EB/OL].（2020－07－29）[2020－12－01]. http：//www. nhc. gov. cn/wjw/jiany/202007/0a44cd87e6d940b59cebe7ec0d0613b6. shtml.

第三章　面向跨院电子病历数据的实体识别

生物医学实体识别是指将命名实体识别技术应用在生物医学领域，对电子病历、临床文档、生物医学文献等文本中提到的疾病、症状、药物、微生物、基因等生物医学实体进行识别并抽取，是医疗信息标准化的关键步骤。本章收集多家医院的住院电子病历数据，进行异构数据格式的转换以及入院记录等关键模块文本信息的抽取；针对自由文本，构建电子病历临床术语实体标注系统并建立完善的人机协作标准化标准流程；调研整理实体抽取关键技术算法，利用深度学习算法，基于标注语料开展多类型医疗实体的识别抽取实验，并在公开数据集验证模型的准确率。

第一节　实体识别关键技术

一、实体识别概念

命名实体识别技术广泛应用于自然语言处理中，命名实体首次出现是 MUC‑6 组织提出，其关注的焦点是信息抽取问题，主要是从非结构化文本中抽取人名、地名、组织机构名等结构化信息的关键内容。针对英文数据集开展的研究中，英文数据集句子中的每个词都是通过空格自然分开便于研究，当下在一些常见的公开数据集中准确率、召回率、F1 值均可达 90％左右。而中文数据集中汉字排列紧密，中文句子由多个字符组成，并且单词之间没有空格，这一自身独特的语言特征增大了命名实体识别的难度，但亦有学者在开展此方面研究并取得了不错的成果。除此之外，西班牙语、德语、蒙古语等语言研究也有学者开展。在不同语言的命名实体识别任务上，主要区别在于更多考虑不同语言特征对模型进行调整，而基础的技术理念和手段大多相似。栗伟等人在研究医学病历的实体识别中指出，命名实体的识别方法主要分为基于规则的识别方法、基于统计的识别方法及规则与统计相结合的识别方法。目前，命名实体识别任务常采用的评价指标有精确率（precision）、召回率（recall）、$F1$ 值（$F1$-measure）等。

随着技术的发展，各个领域的专业词汇抽取都需要使用命名实体识别技术，如军事、医疗、生物、新闻、金融以及小语种语言等。当前，一些学术界学者认为命名实体识别在很多开放数据集上已经取得了很高的准确率，被认为是一个不具有研究价值的问题。然而，在非常多的自然语言处理实际应用中发现，命名实体识别依旧具有很大的挑战性，还远没有得到很好的解决：

1. 目前命名实体识别只是在有限的领域和有限的实体类型中取得了较好的成绩，无法很好地迁移到其他特定领域中。一方面，由于不同领域的数据往往具有领域独特特征；另一方面，由于领域资源匮乏造成标注数据集缺失，导致模型训练很难直接开展。

2. 自然语言的多样性和歧义性给自然语言理解带来了很大挑战，在不同的文化、领域、背景下，命名实体的外延有差异，是命名实体识别技术需要解决的根本问题。

3. 传统的实体类型只关注一小部分类型，如"人名""地名""组织机构名"，而命名实体的复杂性体现在实际数据中实体的类型复杂多样，需要识别细粒度的实体类型，将命名实体分配到更具体的实体类型中。

4. 命名实体的开放性是指命名实体内容和类型并非永久不变，会随着时间变化发生各种演变，甚至最终失效。

生物医学文献和临床电子病历的主要特征是未登录词数量庞大、文本充斥着大量命名实体、新的命名实体不断出现、很多命名实体拥有多个不同的书写形式、命名实体以及实体间关系承载着丰富的专业知识。因此生物医学领域和临床医疗领域是命名实体识别的两个重要领域。生物医学领域的研究主要从大量生物医学文献中识别生物医学实体（如基因名字、蛋白质名字、疾病名字等）及实体关系，该领域应用最广泛的评测数据集有 GENIA 语料库和 GENETAG 语料库，主要有两个评测会议：JNLPABA（joint workshop on natural language processing in biomedicine and its applications）和 BioCreAtIve（critical assessment of information extraction systems in biology）。针对电子病历实体识别和关系识别的系统研究是 i2b2 在 2010 年的公开评测任务 8 中发起的，主要识别医疗问题、治疗和检查三类实体及其关系，这次评测对电子病历实体类型和实体关系进行了系统的定义，并发布了基于真实电子病历的评测数据。相比于一般领域的命名实体，生物医学命名实体识别有以下几个难点：①包含的实体数量和种类多。②待识别的实体可能会由许多单词修饰，导致实体的边界难以划分。③生物医学语言没有一套统一的命名方式，所以待识别的实体可能会有多种表述方式。④待识别的实体经常存在缩写、嵌套、大小写混合、含有特殊字符的情况。也正是因为如此，生物医学命名实体识别的许多方法依旧依赖人工特征和领域知识。

近年来，随着国内医疗信息化程度的显著提升，医疗领域内大量使用电子病历代替传统医师手写病历，累积了海量的包含患者临床医疗、诊疗、个人信息电子的病历数据。应用命名实体识别技术对电子病历中的医学实体进行识别和抽取，是电子病历术语标准化的第一步。电子病历信息抽取相关研究已经在英文病历上得到了广泛的开展，并且取得了一定的成果，而中文电子病历仍处于起步阶段，因此，充分吸取英文电子病历的经验教训，大力发展中文电子病历信息抽取研究是我们的当务之急。目前，中文电子病历统一的标准和规范的缺乏，导致中文电子病历标注语料仍处于空白状态，尽管相关研究已经陆续展开，公开语料的缺乏大大拖慢了研究的速度。构建标注语料是一个耗时又耗力的工作，各团体虽然也相继构建了自己的语料，但语料规模相对来说都比较小，而且所涵盖的知识也不够全面。因此，提出适用于中文电子病历的命名实体标注规范，构建涵盖多个科室的大规模标注语料库，是目前中文电子病历命名实体识别研究的首要任务。而英文电子病历命名实体研究取得的成果，也为中文电子病历研究提供了一定的参考。

二、实体抽取技术类型

命名实体识别从早期基于词典和规则的方法，到传统机器学习的方法，后来采用基于深度学习的方法，一直到当下热门的注意力机制、图神经网络等研究方法，命名实体识别技术路线随着时间在不断发展。

（一）基于规则的新词实体识别方法

基于规则的实体识别技术主要依靠专有词典和规则来识别新词，语言专家或领域专家将领域的专有名词收纳进词典作为基础，对于专业词典中未涉及的专有名词则通过编写规则进行识别，规则制定上主要是借助待抽取实体的内部结构以及上下文的边界特征等信息建立规则，然后通过规则匹配发现新词。汉语的词法和语法特性为这些规则的构建提供了很好的依据。例如：角炎如何预防，可通过制定"disease 如何预防"这样的边界信息来识别新词。郑家恒等以新词的构词知识为基础建立新词识别的常用构词库，同步从网上词语的特征出发建立特殊构词规则库，并按照规则所起的作用分为"互斥性子串"，制定过滤规则、常规构词规则、特殊构词规则，最后利用这些规则过滤并确定新词。

穗志方从包含 40000 条专业术语的术语库中，使用机器学习的方法提炼出 122 条中文术语结构规则，同时结合术语的前后缀特征、上下文特征，使用 χ^2 检验的方法提取科技术语。在抽取过程中，采用最长短语过滤机制，即当抽取出某短语作为术语时，则认为其子串不能成为术语。

（二）基于机器学习的实体识别方法

基于机器学习的方法利用具有人工标注的语料进行训练，将医学命名实体识别视作序列标注问题，如给定一个序列（医学文本），找到最佳的序列标签，一般遵循两个步骤：特征工程和自动分类。机器学习模型用基于特定领域的特征向量表示文本，将命名实体识别看作分类问题，自动识别文本中感兴趣的实体。在实体命名识别研究中，常用的机器学习模型包括支持向量机（support vector machine，SVM）、隐马尔可夫模型（hidden Markov model，HMM）、最大熵马尔可夫模型（maximum entropy Markov model，MEMM）、条件随机场（conditional random fields，CRFs）、N-Gram 算法等。根据使用机器学习方法的不同，可以粗略地将基于机器学习的命名实体识别方法划分为 4 种：有监督的学习方法、半监督的学习方法、无监督的学习方法和混合方法（表 3-1）。

表 3-1   基于机器学习的命名实体识别方法归纳

类　型	采用的模型或方法
有监督的学习方法	隐马尔可夫模型
	最大熵马尔可夫模型
	条件随机场
	支持向量机
	决策树
半监督的学习方法	利用标注的小数据集自主学习
无监督的学习方法	利用词汇资源等进行上下文聚类
混合方法	几种模型相结合或利用统计方法和人工总结的知识库

1. 支持向量机（SVM）　将识别问题看作是一个分类问题，通过构造一个超平面，以超平面间的距离作为最大边缘来把训练实例分割为两类，因此主要处理二元分类。有研究者利用 2010 i2b2 概念抽取任务中的数据集，使用结构化支持向量机（SSVM）模型结合基于聚类的词性特征和词分布特征，验证了该模型的优越性。但是，SVM 的识别效率低，需要大量的数据进行训练，单独使用效果不佳。

2. 隐马尔可夫模型（HMM）　是一种被应用得较早的模型，在语音识别中获得广泛应用，在生物医学领域的实体识别研究中也有使用，其主要解决 3 个问题：给定初始状态，找到最佳模型；给定模型，找到能最好解释观测序列值的状态序列，即找到马尔可夫链中的最可能路径，也就是序列标注的过程；训练模型，调整模型参数。由于其输出独立性假设，导致其不能考虑上下文的特征，在一定程度上限制了特征的选择。

3. 最大熵马尔可夫模型（MEMM）　是一种较早就被应用并对 NER 系统有较大促进的指数线性模型，它解决了隐马尔可夫的问题，可以任意选择特征，但由于其在每一节点都要进行归一化，所以只能找到局部的最优值，同时也带来了标记偏见的问题，凡是训练语料中未出现的情况全都忽略。

4. 条件随机场（CRFs）　只需要考虑当前已经出现的观测状态特征，没有独立性的严格要求，并很好地解决了 MEMM 的标注偏见问题。它并不在每一个节点进行归一化，而是对所有特征进行全局归一化，因此可以求得全局的最优值。此外，在小规模的训练数据上，它也获得了理想的效果。有研究者采用基于字符串（bag of characters，BOC）、词性（part of speech，POS）、词典和单词聚类特征的 CRFs 模型从 EHRs 中识别临床实体，在 220 个不同特征组合的临床试验中，基于 POS 特征、词典特征、单词聚类特征组合的 CRFs 模型表现最佳，F1 得分为 0.8915。

5. N - Gram 算法　段宇锋等以植物学期刊论文为专业领域样本，开展了基于 N - Gram 的专业领域中文新词识别研究；韩艳等通过左右邻信息获取二元候选未登录词种子，然后在二元候选未登录词种子基础上不断扩展，识别出不限长度的新词。

（三）基于统计与规则相结合的方法

基于统计与规则相结合的方法思路是：首先使用基于统计的方法获得候选字符串，其后再利用基于规则的方法提出垃圾串，将符合规则的候选字符串作为新识别出的新词。唐涛等人针对特定领域提出了一种统计和规则相结合的术语抽取方法。在条件随机场给出的 5-best 结果的基础上，通过规则及给分机制进行术语抽取，并对抽取结果利用规则进行后处理。实验表明，相比于传统的基于条件随机场 1-best 进行的术语抽取，该方法能够明显提高未登录术语的召回率。有研究者在规则系统汇总加入统计信息从而提高新词识别的总体效果，首先对文本进行分词以及 NE、数字识别，然后对句子中的散串计算单个汉字的 IWP（C）和多个汉字串的 IWP（S），并设定阈值挑选新词候选字符串。王琳琳等人对语料进行分词和词性标注，利用词性规则进行重复串查找得到单字串模式和后缀串模式的候选新词；对于单字串模式的候选新词，依据候选新词的内部结合度以及外部语境，分别采用平均互信息和左右邻接信息熵相结合的方法进行识别；对于后缀串模式的候选新词，采用噪声尾词典进行过滤得到新词；对于单字串模式的候选新词，根据候选新词的内部词概率这一模型来识别新词。该方法利用词性规则和互信息熵的统计相结合的方法，进行互联网资源的新词发现，经过试验验证取得了一定效果。

（四）基于深度学习的实体识别方法

深度学习是机器学习的子领域，通过组合低层特征形成更加抽象的高层表示属性类别或特征，以发现数据的分布式特征表示，减少特征工程。常见的深度学习模型有卷积神经网络（convolutional neural network，CNN）和递归神经网络（recursive neural network，RNN），并已成功应用于医学命名实体识别中。有研究者利用 2010 i2b2 临床概念抽取任务中的数据集比较了 CNN、RNN 与 CRFs 和 SSVM（P 值为 87.38%）及隐马尔可夫模型，实验结果表明，RNN 模型的 F 值为 85.84%，优于其他模型，且 RNN 模型将测评的召回率从 72.92% 提升到了 86.56%，表明无监督的特征学习可以捕获训练集中隐含的特征，对序列标注任务更有效，深层神经网络对医学非结构化知识抽取具有一定的优越性。同时，一项利用深度神经网络（deep neural networks，DNN）在自建的中文电子病历数据集上进行的命名实体识别实验结果显示，在最小特征设置下，DNN 优于 CRFs 得到了 92.8% 的 $F1$ 值。分析表明，基于 DNN 的词向量技术能够自动获取隐含语义信息是性能提升的主要原因，验证了非监督特征学习的有效性。但是，普通的 RNN 模型在处理序列标注问题时，往往忽略了未来的上下文信息，使得隐含层的输入对于网络输出的影响随着网络层级的加深而衰退。

为了解决长时依赖问题，有学者提出了长短时记忆神经网络模型（long short-term memory networks，LSTM）及其变形，如双向长短时记忆神经网络（bi-directional long short-term memory networks，Bi-LSTM）、门循环网络（gated recurrent unit，GRU），该网络只需要随机初始化的词向量，它便能够在训练过程中自动学习解决问题的有效特征，从而达到减少特征工程，提高模型泛化能力的效果，同时使得序列标注中存在的长期依赖问题得到了有效解决。Lample 等提出了双向长短时记忆与条件随机场模型相结合的方法，该模型在 CoNLL-2003 测试集中使用了监督学习和非监督学习的单词嵌入，$F1$ 得分为 0.9094；Chalapathy 等通过在权威参考语料库 2010 i2b2/VA 进行实验探讨了 Bi-

LSTM＋CRF 模型用于临床概念提取的有效性，并且对比 3 种不同的词向量获取方式与模型结合的效果发现，基于特定领域数据集训练的 GloVe 可有助于特定领域词向量的获取，表现出更加优异的性能。

　　由于中文文本的特殊性，以及标注语料的不完备性的制约，使得面向中文医疗实体识别与英文在性能上存在一定差距，在近年诸多会议公开测评任务的推动下，国内研究呈现出爆发增长的趋势。曲春燕在 i2b2 的实体标注规范的基础上，根据中文电子病历的特点定义了疾病、疾病诊断分类、症状、检查和治疗五类命名实体，自建了 992 份中文电子病历标注语料，并尝试了 ME、CRF、SSVM 算法与病历特征、词典特征以及词聚类等扩展特征相结合的效果，SSVM 模型取得了最好的性能；有研究者在 CCKS2017 电子病历命名实体抽取任务中，通过实验证明了 Bi-LSTM＋CRF 模型在中文电子病历概念抽取任务中的有效性；而在 CCKS2018 的电子病历命名实体识别的测评任务中，阿里健康团队以序列标注算法为基础，首次在医疗文本领域采用 cw2vec（基于笔画的中文词向量算法）方法构建词向量，针对汉字的笔画及偏旁部首中蕴含的特征进行挖掘，解决了新词识别的问题，最终以 89.13％的 F 值取得第一名，成为中文医疗命名实体识别领域颇具创新价值的研究成果。

三、实体抽取技术对比分析

　　基于规则的术语自动抽取方法在术语消歧和准确率上具有非常明显的优势，所得术语都有一定的意义，并且计算量一般较小，不依赖大语料库，对低频术语的抽取效果也较好。但是，这种方法在抽取术语之前，需要先对语料库进行分词和词性标注，因此，分词和词性标注的效果对术语抽取的结果影响很大；并且，依靠语言学家定义的术语构成模式规则难以维护，新添加规则很容易出现与旧规则相冲突的问题，无法保证一致性和完备性，而一些旧规则在处理新的术语时也很容易出现问题。此外，由于人工总结的规则一般只针对某种语言的语法特性，因此算法的可移植性较差。这些规则特别大程度上依赖于设计者的直觉与知识结构，主观性强，同时，由于不同类型文档的词语分布规则存在差异，所以将某一领域文档中提取的实体识别规则只能适应于某一特定领域或主题，通用性较弱。

　　基于机器学习的方法利用具有人工标注的语料进行训练，虽然语料的标注过程也需要广博的语言学知识，但是较小规模的语料可以在可接受的人力代价内完成。此外，由于统计方法对文本的语言特性依赖性较小，因此基于统计的实体识别算法移植到不同的自然语言环境下相对容易。在传统机器学习方法中，最大熵模型结构紧凑，具有较好的通用性，主要缺点是训练时间长、复杂性非常高，有时甚至导致训练代价难以承受，另外由于需要明确地归一化计算，导致开销比较大。而条件随机场为命名实体识别提供了一个特征灵活、全局最优的标注框架，但同时存在收敛速度慢、训练时间长的问题。一般说来，最大熵马尔可夫和支持向量机在正确率上要比隐马尔可夫模型高一些，但是隐马尔可夫模型在训练和识别时的速度要快一些，主要是由于在利用 Viterbi 算法求解命名实体类别序列的效率较高。隐马尔可夫模型更适用于一些对实时性有要求以及像信息检索这样需要处理大量文本的应用，如短文本命名实体识别。但是，机器学习算法特征工程复杂，一般需要大量的标注数据。人工特征和领域知识在提高模型性能的同时也导致整个模型的鲁棒性和泛化能力下降。基于统计的方法对语料库的依赖也比较大，而可以用来建设和评估命名实体识别系统的大规模通用语料库又比较少。自然语言处理并不完全是一个随机过程，单独使用基于统计的方法使状态搜索空间非常庞大，必须借助规则知识提前进行过滤修剪处理。目前几乎没有单纯使用统计模型而不使用规则知识的命名实体识别系统，在很多情况下是使用混合方法。

　　近年来，神经网络在通用领域的命名实体识别表现出了很好的性能。相比于统计机器学习方法或基于规则的方法，基于神经网络的深度学习方法具有泛化性更强、更少依赖人工特征的优点。在应用词嵌入技术训练词向量的基础上利用各种深度神经网络模型自动学习语料的特征并进行预测，既简化了自然语言处理中人工干预工作，又能够高效挖掘潜在的有用特征，逐渐成为命名实体识别领域的研究热点。与国外研究相比，国内基于深度学习的命名实体识别研究开始较晚，集中于 2017 年及以后，涉及的算法模型主要包括 RNN、LSTM、BiLSTM 模型及其变体，关于医学领域实体识别的研究较少。同时，深度学习模型往往需要基于大规模语料进行训练，当训练语料规模较小时，难以充分学习语料的潜在特征，使得模型识别效果受限。不过经研究证明，即使是在规模较小的语料上，与目前广泛应用于电子病历命名实体识别中的 CRF 模型相比，深度学习算法的识别效果还是略优。未来，一方面应重点关注电子病历领域的大规模公开标注集的构建；另一方面在识别命名实体的基础上，定义并自动抽取不同实体之间的关系，从而形成医疗领域的知识图谱，有助于进一步的知识挖掘。

第二节　跨院异构电子病历数据获取与处理

　　为了开展面向跨院电子病历数据的实体抽取工作，异构电子病历数据获取是开展实验的第一步，收集了 3582 份包含 3 家不同地区、不同等级综合性医院的真实电子病历数据，涵盖了内科（普通内科、心脏内科）、外科（普通外科）、儿科、妇科、肿瘤科、皮肤科等多科室患者的住院病历，主要包括患者的入院记录、首次病程记录和出院小结，数据情况详见表 3-2。3 家医院的电子病历原始数据格式分别为 html、xml、txt 格式，体现了我国电子病历数据的多源异构特性。按照国家卫生健康委员会《病历书写基本规范》要求，住院电子病历内容需包括住院病案首页、入院记录、病程记录、手术同意书等部分，入院记录是指患者入院后，由经治医师通过问诊、查体、辅助检查获得有关资料，并对这些资料归纳分析书写而成的记录，包含患者一般情况、主诉、现病史、既往史、个人史等部分。首次病程记录是指患者入院后由经治医师或值班医师书写的第一次病程记录，应当在患者入院 8 小时内完成，包括病例特点、拟诊讨论（诊断依据及鉴别诊断）、诊疗计划等。出院记录是指经治医师对患者此次住院期间诊疗情况的总结，内容主要包括入院日期、出院日期、入院诊断、入院情况、住院经过、出院情况、出院诊断、出院医嘱等。在电子病历的这三项关键部分中，现病史、既往史、病例特点、拟诊讨论、住院经过、出院诊断等内容一般均由临床医师以自由文本的形式录入，并且包含了大量有关患者病情的诊断、临床表现、诊疗过程、手术操作等内容，为了获取丰富的医师常用临床术语，本研究选取入院记录、首次病程记录、出院记录中的文本内容作为临床术语整合的主要语料来源。

表 3-2 跨机构电子病历数据来源

数据来源	数量（例）	科 室	内 容	数据格式
云南某乡镇二级医院	1249	内科、外科、儿科、皮肤科	入院记录、首次病程记录	xml
河北省某市三级医院	2205	普内科、普外科、心内科、肿瘤科	入院记录、首次病程记录、出院小结	txt
北京市某三甲医院	128	心内科、普内科	入院记录、首次病程记录	html

研究针对收集到的多源异构原始数据通过 python 和 java 程序实现进行以下 3 个步骤的处理：①医疗隐私数据处理。原始电子病历数据在经过医院信息部门的处理后，已经对患者的个人信息如姓名、证件号码、联系方式等进行了脱敏处理，我们进一步对医院、医师以及患者的性别、年龄、住址、病案号等医疗信息进行了去隐私化处理。②格式统一转换。针对多源异构原始数据的标准化处理，

本研究构建了在线数据格式转换工具（图 3-1），工具支持 html、xml 格式的电子病历数据输入，通过对页面标签的解析，生成统一的 txt 格式文本数据（图 3-2、图 3-3）。文本格式数据方便后续的实体标注以及实体识别等操作。③关键内容抽取。本研究重点关注电子病历数据中包含临床术语较多的文本部分，因此需要根据电子病历的模块标签对关键部分进行抽取，主要包括入院记录的主诉、现病史、既往史、体格检查、辅助检查、初步诊断；首次病程记录的病例特点、拟诊讨论、诊疗计划；出院记录的入院诊断、入院情况、住院经过、出院情况、出院诊断。

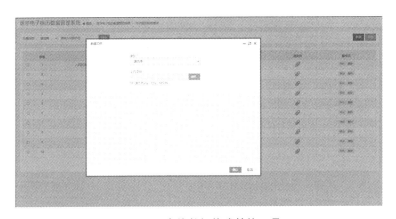

图 3-1　在线数据格式转换工具

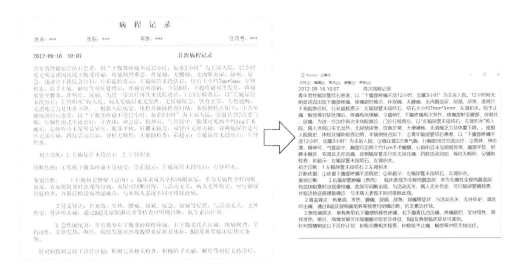

图 3-2　html 格式转换为 txt 格式

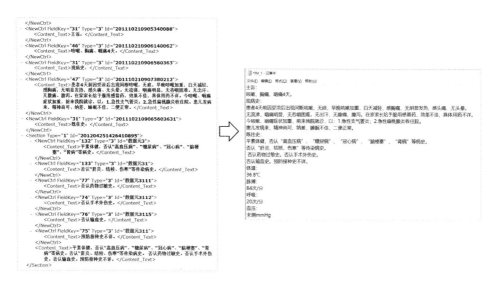

图 3-3　xml 格式转换为 txt 格式

　　经过对原始电子病历的标准化处理，筛选得到 3345 份符合要求的电子病历数据，选取其中 20％（669 份）作为标注语料，剩余的 80％（2676 份）作为后续的实验语料。

第三节　基于人机协作的电子病历临床实体标注

　　电子病历信息抽取研究国外起步较早，基于多项国际会议提出了一套系统且完整的电子病历命名实体标注规范，构建并公开了一定规模的标注语料用于研究，在学术界得到了广泛的应用。但是目前，中文电子病历的研究缺乏统一的标准和规范，以及大规模的中文电子病历标注语料，成为制约电子病历数据挖掘中医疗信息抽取的重要因素。

　　有研究者构建了包含 11613 条主诉在内的症状名标注语料，该语料中参与标注的实体类型单一，仅能够抽取出小部分的医疗信息。另有研究针对涉及肝癌的特定疾病电子病历进行了人工标注，涉及 12 项数据，为其他专科的研究奠定了基础。哈尔滨工业大学曲春燕等人参考 i2b2 2010 给出的电子病历实体类型及修饰类型定义，在专业医师的指导下制定了详尽的中文电子病历标注规范，总结出一套完整的中文电子病历命名实体标注方案，定义了疾病、疾病诊断分类、症状、检查和治疗 5 种实体类型，以及 7 种修饰类型，建立了以首次病程记录为主的 992 份中文电子病历标注语料，是目前较为规范化和规模化的研究，为我们的研究提供了指导和借鉴意义。

本研究参考已有的电子病历实体标注规范，建立中文电子病历的标注规范与系统，不仅能够进行医疗实体标注，而且可以标注实体与知识库映射关系，为后续实体识别和标准化工作提供基础。

一、电子病历临床实体标注系统构建

为了构建符合本研究需要的标注语料，开展基于监督学习的实体识别实验，本研究参考国内外实体标注平台，结合研究需求，构建了支持电子病历文档导入、任务分配、不同语义类型实体标注、实体映射标注、审核等功能在内的中文电子病历临床医疗实体标注系统。系统支持三类不同角色用户（标注员、审核员、管理员）的登录与使用，用户分别输入用户名和密码进入标注系统，系统根据账号名识别用户角色。不同角色用户的系统使用权限和操作流程不同，总体示意图如图 3-4 所示。

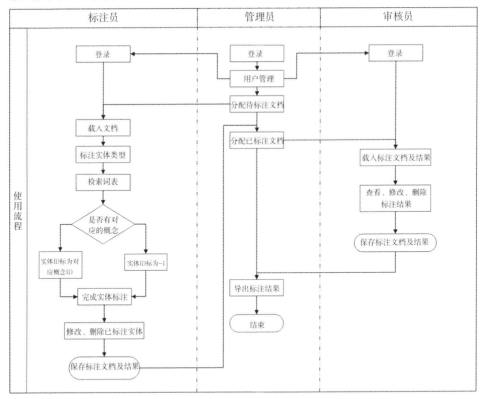

图 3-4 中文电子病历医疗实体标注系统使用流程图

（一）电子病历医疗实体标注

1. 用户权限 管理员用户可以为系统分配多个标注员角色用户，且同一篇

文档可以由多名标注员标注。标注员用户的系统权限包括：对分配到的电子病历
文档进行实体标注，在标注时间未截止前查看、修改、删除实体标注结果。用户
登录后主界面如图 3-5 所示，共包含数据列表、标注文本、标注结果、概念检
索 4 个功能模块。

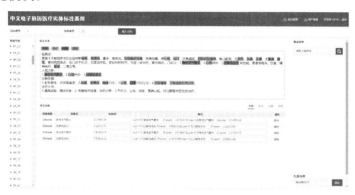

图 3-5　实体标注界面

2. 标注文档选择　＜数据列表＞是载入的电子病历文档列表，经由系统统
一命名的文档按照编号依次展示。标注员用户的数据列表默认展示管理员为其分配
的所有文档。已经标注过的文档名称前的标记为红色，待标注的文档标记为灰色。
选中＜数据列表＞中的文档，标注文本框自动展示该文档的电子病历文本内容。

3. 实体类型标注　标注员用户浏览文本框中的电子病历文本内容，用鼠标
选中发现的医疗实体文本后，点击文本框上方的实体类型色块，选中的文本就会
自动变为对应类型的颜色。此外，系统在设计时规定了标注文本不能嵌套、重复
的原则，当用户触发了上述操作时，实体类型标注不成功。成功标注的实体按照
不同的类型以及标注的先后顺序分别展示在＜标注结果＞列表中，展示字段为实
体类型、实体名、实体 ID 和备注。实体类型和实体名为用户实体类型标注的结
果自动显示，实体 ID 和备注需要标注员手动操作。

4. 映射概念检索与标注　点击＜标注结果＞列表中的标注实体名，系统将
以该实体名为关键字自动发起对映射词表中的概念检索，检索后台导入的词表中
存在是否包含该字段的概念，并将检索结果返回展示在检索结果区。

标注员依据标注规则选择相同或者相近的概念，点击"添加"按钮，概念
ID 会自动添加给该实体。当检索结果为空时证明没有与之相关的概念，用户需
要手动在实体 ID 处添加为"-1"，并点击更新按钮记录操作。当实体标注类型
或者实体边界标注错误，用户需要重新标注时，需要点击标注结果列表中该实体

"操作"栏中的"删除"按钮，删除之前的标注结果后，重新进行标注。标注完成后系统记录用户的所有操作并返回结果。

（二）标注结果审核

管理员可以为系统分配多个审核员角色用户，一篇文档的标注结果只能由一名审核员审核。审核员的系统权限包括在审核时间未截止前查看、修改、新增、删除所分配文档的实体标注结果。

1. 载入文档　审核员的数据列表默认为空，点击主界面右上方的"数据载入"，选择文档起始编号和结束编号载入特定范围内需要审核的文档。

2. 审核实体标注结果　审核员用户的标注结果界面展示的是该文档所有标注员标注结果的集合，每个已标注实体的备注框中都会展示每个标注员标注的结果（包括实体名、实体类型以及实体 ID），审核员需要审核的内容：①已标注实体类型。②已标注实体边界。③已标注实体 ID。④补充漏标实体。审核员重点关注标注结果不一致的实体，进行修改或者删除操作，也需要对漏标的实体进行补充。

（三）系统管理功能

系统只设置一个管理员账号，由项目负责人使用，管理员用户的系统权限包括：用户管理、文档分配、标注结果查看、标注结果导出（图 3-6）。

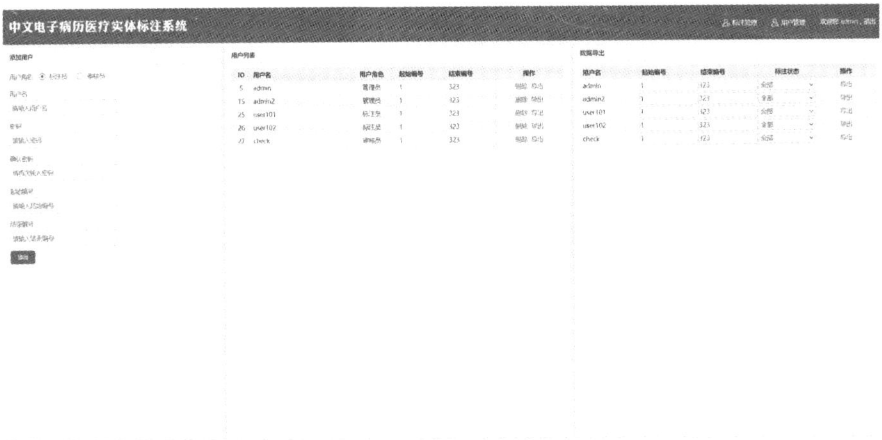

图 3-6　管理员用户管理界面

1. 用户管理及文档分配　项目管理者通过管理员账号登录系统后，点击主界面右上角的"用户管理"，打开用户管理界面。

2. 新用户账号分配　添加新用户，选择用户角色＜标注员/审核员＞，设置用户名和初始密码。

3. 文档分配　选择用户角色后，为该用户分配需要标注/审核的文档，分别设置起始文档编号及结束文档编号。分配后点击添加按钮，用户信息及其所分配的文档信息展示在"用户列表"中。

4. 用户管理　管理员可在"用户列表"中查看所有用户 ID、用户名、分配文档信息（起始编号、结束编号），也可通过点击"删除"按钮删除某个用户，删除后其所负责的文档标注记录也将被删除。

5. 标注结果查看　数据列表默认为空，管理员用户可点击"数据载入"按钮，填写起始文档编号以及结束文档编号，载入需要查看的文档。标注结果展示文档标注的最新状态（未审核的展示标注员标注结果集合，已审核的展示审核结果），展示项包括实体类型、实体名、实体 ID 以及备注。管理员用户无法对标注结果进行修改或删除等操作。

6. 标注结果导出　管理员可以在任何时候导出电子病历的实体标注结果。可以在"用户列表"的操作栏中点击"导出"按钮，一键导出该用户的所有标注结果。同时，也可以在下方"数据导出"模块中，选择用户名、文档起始编号、结束编号以及标注状态自定义需要导出的数据结果。

系统默认导出".txt"格式的标注结果文档，导出文档样式包含了＜标注原文、标注文档编号、标注实体的起始位置、标注实体的终止位置、标注实体的类型、标注实体的概念 ID＞（图 3－7）。

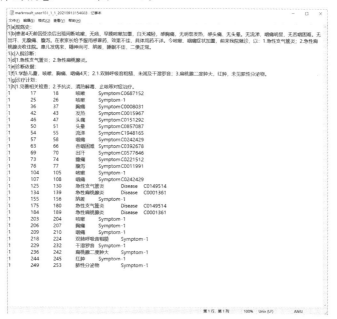

图 3－7　标注结果导出示例

二、电子病历临床实体标注规则制定

为规范电子病历的人工标注，保障标注的规范性与正确性，参考国际 i2b2 的标注规则与评价标准，本研究制定的临床命名实体标注规范共 4000 余字，包括标注目的、标注范围、标注原则、标注规则（实体定义、对应词典语义类型、正反例、详细说明）、标注流程、系统使用手册等内容，包含超过 100 个正例与反例，对于一些特殊情况也给出了详细的处理方案。其中五类语义类型的实体包括：疾病诊断、症状体征、实验室检查、药物、手术操作，5 种实体类型的定义及对应的 UMLS 语义类型如表 3-3 所示，共包含 UMLS 中的 21 个大类。为了保证标注实体语义类型的准确性，我们将包含以下语义类型的 UMLS 词典导入标注系统后台，方便标注人员进行检索查询。

表 3-3　　　　　　　　　　　实体类型的定义及对应的 UMLS 语义类型

实体类型	定　义	对应的 UMLS 语义类型
疾病诊断	在本规范中，疾病是个宽泛的概念。导致患者处于非健康状态的原因或者医师对患者做出的诊断统称为疾病。疾病是能够治疗的，且能够用否定词修饰。	Disease or Syndrome（疾病或综合征） Injury or Poisoning（受伤或中毒） Congenital Abnormality（先天性畸形） Virus（病毒/细菌） Pathologic Function（病理功能） Cell or Molecular Dysfunction（细胞或分子功能障碍） Acquired Abnormality（获得性异常） Neoplastic Process（肿瘤进程）
症状体征	本规范中，症状泛指由疾病导致的不适表现、异常表现或者显示表达的异常检查结果。症状是能够被改善或者治愈的，且能够用否定词语修饰，通常有部位信息及修饰成分与之相连。包括自述症状和异常检查结果。自述症状是指患者向医师陈述（或别人代诉）的不适感觉或者异常感觉，主要包括不适感觉和异常的精神或行为状态；异常检查结果是指医师通过观察或检查程序发现的患者异常变化以及异常检查结果。	Sign or Symptom（体征或症状） Mental or Behavioral Dysfunction（心理或行为障碍） Laboratory or Test Result（实验室或测试结果） Finding（发现）

续表

实体类型	定　义	对应的 UMLS 语义类型
实验室检查	为了发现、否认、证实疾病或者症状，找到更多关于疾病或症状的信息而施加给患者的检查过程、仪器、检查项目等。它阐述了为了找到疾病或症状所采用的过程和方法，但其不能治疗疾病或者缓解症状。	Laboratory Procedure（实验室程序）Diagnostic Procedure（诊断过程）
药物	为了解决疾病或缓解症状给患者施加的药物名称。	Pharmacologic Substance（药理性物质）Steroid（类固醇）Antibiotic（抗生素）Vitamin（维生素）Clinical Drug（临床药物）Chemical（化学物质）
手术操作	为了解决疾病或者缓解症状而施加给患者的治疗程序、干预措施。	Therapeutic or Preventive Procedure（治疗或预防过程）

标注过程中主要遵循 4 个原则：

（1）标注的 mention 不重叠、不嵌套、不含有起分隔作用的标点符号。

（2）一个文档里重复出现的实体，全部都要按要求标注出来。

（3）标注时以准确、完整识别并标注出实体为主要目标。

（4）实体 ID 不能为空：①如果词典检索无结果，实体 ID 标为"−1"。②如果词典检索有结果，且出现多个结果，优先选择完全匹配（不包含括号、其他修饰词）且概念类型在对应的 UMLS 类型中的概念 ID。如果没有完全匹配的概念，可以根据上下文语境选择具有准确修饰词的概念 ID。

考虑到电子病历的领域性较强，以及人员的限制，我们采用了传统的标注方案，采取标注人员标注为主，规范制定人员指导模式，审核人员每天检查标注质量，对标注过程中遇到的疑难问题经讨论后达成一致，不断完善规范。标注团队主要包括 4 名具有临床医学背景的研究生，分为 group1 和 group2 两组同时进行标注。审核人员是规范制定团队的两名核心成员，熟悉标注的全部规范，负责判定不一致标注结果，并给出正确的标注。

整个标注过程分为三轮：第一轮是预标注，第二轮和第三轮是正式标注。预标注旨在培训标注人员，在熟悉规范的同时给予专业的指导，便于规范的完善及问题的修正。预标注一共包含 100 份病历，每组 50 份病历。每组 50 份病历由两个标注者分别独立标注，两个标注者具有完全相同的标注任务，使用完全相同的标注工具，并给予完全相同的标注规范。在每个标注者单独完成 50 份病历的标注之后，审核人员通过一致性评价得到所有不一致集。通过标注团队与规范制定团队的集体讨论，解决所有不一致问题，并根据出现的问题，充实样例并完善规范，用于指导正式标注。

正式标注分为两轮，一共包含 669 份电子病历，其中包括预标注的 100 份，group1 标注 324 份，group2 标注 345 份，由两组的 4 名标注成员同时进行，共同完成。为保证标注进度和质量，审核人员每天进行当天标注任务的审核，记录标注问题和不一致的问题。第一轮标注结束后，针对审核人员记录的问题与标注人员进行再次沟通，达成一致后开展第二轮标注。

标注语料质量常用 IAA 评价，通常有 F 值和 Kappa 值两种计算方法。同时，F 值也是常用的命名实体标注语料的评价方法，因此，本研究采取 F 值的方式进行 IAA 评价。将一个标注者（如 A1）的标注视为标准，通过计算另外一个标注者（如 A2）的精度（P）和召回率（R）计算而得。其中，无论将哪位标注者的标注结果作为标准，都不影响 F 值。精度和召回率是广泛用于评价结果质量的两个度量值，而 F 值则是精度和召回率的调和平均值，F 值越高，则标注质量越高。标准结果如表 3-4 所示。

表 3-4 电子病历实体标注结果

组 别	标注文档数（份）	标注一致实体数（份）	标注不一致实体数（份）	IAA（F 值）
group1	324	7823	2414	86.63%（第二轮）
group2	345	7519	2102	87.74%（第二轮）
总计	669	15342	4516	87.20%（第二轮）

由上表可以看出，第三轮两组标注的 IAA 都达到了 85% 以上，当 IAA 超过 80% 时，标注结果即可视为可靠。由此可见，本研究的标注结果真实可靠，为同类型的研究提供了可实践的方法和工具，也为后续的研究奠定了基础。

第四节 跨院电子病历数据实体识别实践

构建基于深度学习算法的中文电子病历命名实体识别模型，首先在国内公开数据集进行实体识别效果的验证，随后将其应用于跨院电子病历中关键医疗实体的抽取，为后续医疗实体对齐、同义词归并以及术语融合奠定基础。

一、基于注意力机制的命名实体识别模型

根据公开语料的特点，应用深度学习技术，实验设计并实现了基于注意力机制的 Bi-LSTM＋Att＋CRF 中文电子病历命名实体识别模型。如图 3-8 所示，该模型自下而上分为：语料输入、字向量表示、Bi-LSTM 特征提取、注意力机制层、softmax 层、CRF 序列标注。

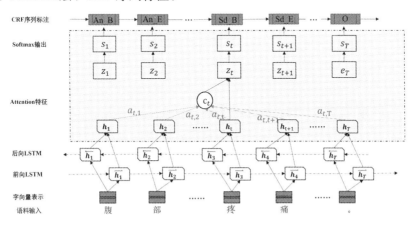

图 3-8　基于注意力机制的命名实体识别模型

1. 语料输入　实验将命名实体识别任务看作序列标注问题，采用 BIESO 方法（Begin/Inter/End/Single/Other）对已标注实体进行序列化标注，以获得训练实体边界特征。为了避免非医学专业领域分词工具分词效果误差带来的干扰，实验以字粒度的方式进行文本输入。

2. 字向量表示以及外部特征选取　Word Embedding 称为词语的分布式表示，是指通过训练神经网络语言模型中带词语的低维连续实数向量，以向量之间的距离衡量词语之间的相关性。在进入神经网络训练前，原始输入文本需要在已经建立的字向量表里逐字查找对应的字向量，将文本转化为字向量表示的序列。实验使用 Google 的 word2vec 工具，基于 skip-gram 方法，设置字的频数 Min_count 为 5，字向量训练时上下文扫描窗口 Window 为 5。同时，为了验证外部特征对识别性能的影响，本实验选取了字典特征和词性特征作为外部特征参与部分模型的训练。选取词库中的《常用处方药品通用名目录》《手术分类与代码（ICD-9-CM3）》词汇，以及 CCKS2017 命名实体抽取任务语料中标注出的"解剖部位"词汇，共同作为本实验的外部词典。同时，利用 jieba 分词工具对语料进行词性标注（POS），获得词性特征。将这两种外部特征组合成 60 维的 one-

hot 向量用于模型的训练。

3. Bi-LSTM 特征提取　长短时记忆网络（LSTM）是传统循环神经网络（RNN）的一种特殊形式，通过引入记忆门单元和门限限制，实现了其对长距离信息的有效利用，解决了 RNN 的梯度消失问题。LSTM 的隐藏层由特殊构建的记忆单元构成，每个记忆单元包括循环连接单元、控制输入信号流量的输入控制门（i）、用于控制流向下一个单元的信号强度的输出门（o）、用于控制遗忘之前单元状态的遗忘门（f）。t 时刻，对于输入向量 x_t，LSTM 网络各个单元的计算如下所示：

$$i_t = \sigma(W_i[h_{t-1};\ x_t] + b_i)$$
$$f_t = \sigma(W_f[h_{t-1};\ x_t] + b_f)$$
$$o_t = \sigma(W_o[h_{t-1};\ x_t] + b_o)$$
$$g_t = \tanh(W_c[h_{t-1};\ x_t] + b_c)$$
$$c_t = f_t \odot c_{t-1} + i_t \odot g_t$$
$$h_t = o_t \tanh$$

其中，W 分别表示连接不同层之间的权重矩阵，b 表示该层偏移列向量，$\odot$ 表示元素级乘法，σ 表示 sigmod 函数，h_t 表示 LSTM 的输出向量。对于输入序列 $X = [x_1, x_2, \cdots, x_T]$，$\overrightarrow{H} = [\overrightarrow{h_1}, \overrightarrow{h_2}, \cdots, \overrightarrow{h_T}]$ 是前向 LSTM 表示的整个句子特征，$\overleftarrow{H} = [\overleftarrow{h_1}, \overleftarrow{h_2}, \cdots, \overleftarrow{h_T}]$ 是后向 LSTM 表示的整个句子特征。将每个时刻输入 $\overrightarrow{h_t}$ 与 $\overleftarrow{h_t}$ 表示的信息结合起来表示某个字的上下文特征称为 h_t，即 $h_t = [\overrightarrow{h_t}, \overleftarrow{h_t}]$。

4. 注意力机制　不同于传统的 Bi-LSTM 直接将两层状态相结合作为最终的特征，Bi-LSTM＋Att＋CRF 模型利用各个时刻下的状态结合最终状态，计算出各个时刻状态特征对于最终状态的注意力概率分布，从而利用注意力分布对最终状态进行进一步优化，将其作为最终的文本特征。当前状态 t 的注意力权重向量 c_t 计算过程如下所示：

$$e_{tj} = h_j^T UF$$
$$\alpha_{tj} = \frac{\exp(e_{tj})}{\sum_{k=1}^{T} \exp(e_{tk})}$$
$$c_t = \sum_{n=1}^{N} \alpha_{tj} h_j$$

其中 T 表示输入序列元素的个数，U 为权重矩阵，F 表示 Bi-LSTM 中各自独立方向最终隐藏层状态值的加和。α_{tj} 是对应的 h_j 的注意力权重，公式利用

softmax 函数作为注意力概率分布的计算公式。其后，将注意力权重向量与 Bi-LSTM 的输出向量进行拼接得到 c_t，并利用 $tanh$ 激活函数求出注意力层的输出 z_t。随后将结果送入 softmax 层以预测每个可能标签作为输出的置信度得分 s_t。

5. CRF 序列标注　CRF 是指给定一组输入随机变量条件下另一组输出随机变量的条件概率分布模型，在中文分词、命名实体识别、歧义消解等汉语自然语言处理任务中有着广泛应用。命名实体识别的输出标签具有很强的前后依赖性，因此本研究使用条件随机场对 Bi-LSTM 和 Attention 生成的信息向量进行解码，使得模型在结合上下文信息的同时可以有效地考虑输出标签前后的依赖关系。具体做法是在 Bi-LSTM＋Att 的 softmax 输出层之后加入 CRF 层，引入状态转移矩阵 A 作为 CRF 层的参数，P 为 Bi-LSTM＋Att 步骤的输出矩阵，其中 $A_{i,j}$ 表示时间顺序上从第 i 个状态转移到第 j 个状态的概率；$P_{i,j}$ 表示观察序列中第 i 个字被标注为第 j 个标注的概率。本研究采用最大似然估计作为代价函数，采用维特比算法解码。观察序列 X 的待预测标注序列 $Y＝（y_1，y_2，\cdots，y_n）$ 的输出计算公式如下，y^* 是指解码时输出的得分最高序列，即最终的预测结果。

$$s(X，Y)=\sum_{i=1}^{n}(A_{yi，yi+1}+P_{i，yi})$$

$$P(Y\mid X)=\frac{e^{s(X，Y)}}{\sum_{y'}e^{s(X，y')}}$$

$$\log(P(Y\mid X))=s(X，Y)-log\sum_{y'}e^{s(X，y')}$$

$$y^*=\mathrm{argmax}s(X，y')$$

二、实验设置

本实验的运行环境为 64 位 Windows 8 操作系统，Bi-LSTM＋CRF 与 Bi-LSTM＋Att＋CRF 模型训练使用 Keras 与 Tensorflow 的集成框架，实现语言为 Python，框架安装用到的第三方平台为 Anaconda 3。Batch_size 设置为 32，隐藏层维度为 100。优化函数选择 Adam（Adaptive Moment Estimation）算法，学习率设置为 0.01、Dropout 值为 0.5。对比模型 CRF 采用 CRF＋＋ 0.58 Python 工具包。

本实验采用准确率（precision，P）、召回率（recall，R）和综合评价指标（$F1$）对识别结果进行评价，且在评价时采用严格指标，要求实体类别及实体边界（实体提及在原始文档中的起止下标）的严格一致。

$$P = \frac{\text{正确识别的实体数}}{\text{识别的实体}}$$

$$R = \frac{\text{正确识别的实体数}}{\text{样本的实体数}}$$

$$F1 = \frac{2 \times \text{准确率} \times \text{召回率}}{\text{准确率} + \text{召回率}}$$

三、公开测评数据集实验结果

CCKS 2018 测评任务 2 中发布了包含不同患者入院记录"现病史"部分的中文电子病历标注语料，该任务主要关注 3 种类型的医疗实体：症状、药物、手术，由于症状类型的实体结构性较强，又将其细分为解剖部位（复合症状的主体，如"腹部"）、症状描述（复合症状的描述，如"腹痛"）以及独立症状（如"咳嗽"）。语料经过严格的人工标注，共包含 600 份训练集与 400 份测试集，每一个实体的标注格式为：｛实体提及，在文档中的起始位置，在文档中的结束位置，实体标注类型｝，如｛咳嗽，24，25，独立症状｝。表 3 - 5 给出了该语料中各实体类别分布情况。

表 3 - 5　　　　　　　　　　数据集标注情况　　　　　　　　　　单位：个

数据集	解剖部位	症状描述	独立症状	药　物	手　术	总　数
训练集	7838	2066	3055	1005	1116	15080
测试集	6339	918	1327	813	735	10132

本研究以 CRF、Bi-LSTM＋CRF 为基本模型，将提出的 Bi-LSTM＋Att＋CRF 的模型实验效果与基于 CCKS2018 数据集的其他实验进行对比，实验设置及结果如表 3 - 6 所示。其中，POS 指词性标注特征，Dic 指词典，NCCD 指中文版药物标准化知识库。

表 3 - 6　　　　　　　　　　不同识别模型识别效果对比

模　型	是否使用外部特征	F1 值	P	R
本研究 CRF-only	否	0.8249	0.8563	0.7958
本研究 Bi-LSTM＋CRF	否	0.8423	0.8574	0.8277
本研究 Bi-LSTM＋Att＋CRF	否	0.8579	0.8633	0.8526
CRF＋POS＋Dic＋NCCD＋Re-entity	是	0.869	—	—
Bi-LSTM＋CRF＋emd	是	0.841	—	—

通过对比表 3-7 所示的 3 种模型的实验结果，Bi-LSTM-Att-CRF 模型的性能优于 BiLSTM-CRF 模型（P、R 和 $F1$ 值分别提高 1.28%、2.19% 和 1.6%）和 CRF 模型（P、R 和 $F1$ 值分别提高 0.05%、6.8% 和 3.3%）。在没有使用其他外部资源和特征的情况下，两种神经网络模型比传统的 CRF 模型更有效，因为结合了 Bi-LSTM 和 CRF 的模型不仅可以通过 CRF 层考虑输出标记的依赖关系，也可以根据预训练的字向量学习字符之间的相似关系，通过 LSTM 层的记忆单元捕获更多远距离的上下文信息，而在 CRF 模型中，上下文信息学习依赖于手工特征模板的构建，只能学习到固定窗口范围的上下文信息。融入了 Attention 机制的神经网络模型能够在捕获上下文信息的同时更好地学习内部空间特征，捕获上下文信息，从而提高命名实体识别的效率。

通过比较 5 种实体类型的识别效果（图 3-9），可以看出，相较于 Bi-LSTM-CRF 模型，除了药物实体的识别效果略差之外，Bi-LSTM-Att-CRF 模型对其余 4 种实体类的识别效果均表现更优，尤其体现在 R 的提升上（表 3-7）。R 的提升意味着模型能够记忆更多与实体相关的细节，将更多未被识别或者判断类型错误的实体归类为正确的实体类型。

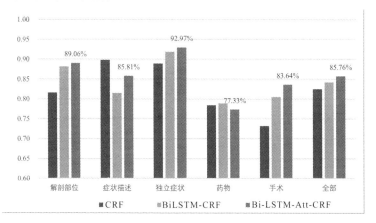

图 3-9　5 种实体类型识别效果对比（$F1$ 值）

表 3-7　　　　　　　　　　　5 种实体类型识别效果对比（R 值）

实体类型	CRF	Bi-LSTM+CRF	Bi-LSTM+Att+CRF
解剖部位	80.88%	86.71%	87.43%
症状描述	86.06%	75.73%	82.61%
独立症状	83.33%	91.58%	93.71%

续表

实体类型	CRF	Bi-LSTM+CRF	Bi-LSTM+Att+CRF
药物	69.25%	73.34%	67.70%
手术	64.90%	77.1%	83.96%

在加入实验提前选取的字典和词性外部特征后,CRF 模型的提升效果明显,且达到了最优的实验结果,可以说明外部特征的加入可以有效地提升识别效果。而 Bi-LSTM＋CRF 和 Bi-LSTM＋Att＋CRF 模型则效果提升较小,推测原因是本研究使用 one-hot 向量表示外部特征,one-hot 向量的稀疏性导致神经网络模型的特征学习能力下降。未来将在本实验的基础上引入更多有效的外部特征(例如词向量、笔画特征)等以提升实验性能。

四、电子病历数据集实验结果

基于 CCKS 的公开数据集结果验证了本研究构建的 Bi-LSTM-Att-CRF 模型的有效性,相较于 CRF 等机器学习算法有明显的性能提高。因此,针对本项目自建的电子病历语料,我们将上一部分人工标注完成的 669 份语料作为训练集,利用 Bi-LSTM-Att-CRF 模型对剩余的 3276 份电子病历进行命名实体识别,识别结果如表 3-8 所示。

表 3-8   基于自建电子病历数据集的实体识别结果

实体类型	识别结果(去重)/份
疾病诊断	1268
症状和体征	1137
实验室检查	349
药物	647
手术操作	7137

参考文献

[1] WANG Y, YU Z, CHEN L, et al. Supervised methods for symptom name recognition in free-text clinical records of traditional Chinese medicine: An empirical study [J]. Journal of Biomedical Informatics, 2014 (47): 91-104.

[2] WANG H, ZHANG W, ZENG Q, et al. Extracting important information from Chi-

nese Operation Notes with natural language processing methods ［J］. Journal of Biomedical Informatics，2014，48 (C)：130－136.

［3］曲春燕. 中文电子病历命名实体识别研究 ［D］. 哈尔滨：哈尔滨工业大学，2018.

［4］ZLEM U，SOUTH B R，SHUYING S，et al. 2010 i2b2/VA challenge on concepts，asse-rtions，and relations in clinical text ［J］. Journal of the American Medical Informatics Association Jamia，2011 (5)：552.

［5］宗成庆. 统计自然语言处理 ［M］. 北京：清华大学出版社，2014.

［6］栗伟，赵大哲，李博，等. CRF 与规则相结合的医学病历实体识别 ［J］. 计算机应用研究，2015 (4)：1082－1086.

［7］叶枫，陈莺莺，周根贵，等. 电子病历中命名实体的智能识别 ［J］. 中国生物医学工程学报，2011，30 (2)：256－262.

［8］段宇锋，鞠菲. 基于 N－Gram 的专业领域中文新词识别研究 ［J］. 现代图书情报技术，2012 (2)：41－47.

［9］韩艳，林煜熙，姚建民. 基于统计信息的未登录词的扩展识别方法 ［J］. 中文信息学报，2009，23 (3)：24－30.

［10］唐涛，周俏丽，张桂平. 统计与规则相结合的术语抽取 ［J］. 沈阳航空航天大学学报，2011，28 (5)：71－75.

［11］陈曙东，欧阳小叶. 命名实体识别技术综述 ［J］. 无线电通信技术，2020，46 (3)：251－260.

［12］杨锦锋，于秋滨，关毅，等. 电子病历命名实体识别和实体关系抽取研究综述 ［J］. 自动化学报，2014，40 (08)：1537－1562.

［13］National Institutes of Health. Research Repositories，Databases，and the HIPAA Privacy Rule ［EB/OL］. (2004－01－04) ［2020－12－01］. https：//privacyruleandresearch. nih. gov/pdf/research _ repositories _ final. pdf.

［14］李丽双，郭元凯. 基于 CNN-BLSTM-CRF 模型的生物医学命名实体识别 ［J］. 中文信息学报，2018，32 (1)：116－122.

［15］Wu A，JIANG Z. Statistically-Enhanced New Word Identification in a Rule-Based Chinese System ［C］. In proceedings of the Second Chinese Language Processing Workshop China，2000：46－51.

［16］王若佳，魏思仪，王继民. BiLSTM-CRF 模型在中文电子病历命名实体识别中的应用研究 ［J］. 文献与数据学报，2019，1 (2)：53－66.

［17］李纲，潘荣清，毛进，等. 整合 BiLSTM-CRF 网络和词典资源的中文电子病历实体识别 ［J］. 现代情报，2020，40 (4)：3－12，58.

第四章　基于跨院电子病历数据的临床术语标准化

电子病历中同一医疗概念会有多种不同的表述形式，阻碍了医疗数据的检索、分析和利用。把通过命名实体识别技术提取出的形式多样的实体提及（entity mention）映射到标准的术语，即实体标准化（entity normalization），又称实体链接（entity linking），是有效利用医疗健康数据的前提。实体标准化通常解决歧义性、多样性和缺失性三类问题，在本研究中主要关注医疗领域最常见的多样性问题，即一个标准医疗实体概念有多种不同的提及和形式。本章首先梳理常用的实体标准化技术和方法，对医疗领域临床实体标准化研究现状进行调研；其次，构建基于 BERT 深度学习算法的临床实体标准化模型，在公开数据集进行模型效果的验证；同时在基于跨院电子病历提取的实体中进行无监督的标准化实验，为后期临床术语整合提供基础。

第一节　临床实体标准化方法

一、实体标准化研究方法

一般来说，实体链接可以划分为两个阶段的子任务：候选实体生成和候选实体排序。其中，候选实体生成可以利用实体词字典，或者根据表面形式匹配等方式从标准术语库中检索得到候选实体列表。而候选实体排序则是通过匹配相似度计算的方式，对候选实体列表进行排序。由于在自然语言中一词多义、多词同义的现象普遍存在，准确地衡量实体指称与候选实体之间匹配程度是很困难的，因此候选实体排序是目前实体链接算法研究的重点和难点，实体链接算法也一般是指候选实体排序算法。

（一）基于上下文的方法

基于上下文的实体链接方法通过计算给定医学实体的上下文之间的相似性判断两个实体之间是否为同一实体。在医学百科、医学文献和书籍等数据中，通常有对医学概念的同义表述，这些同义表述中往往隐藏着标准术语与常用语的映射。基于模式匹配的自动获取机制，通常采用医学概念的释义文本作为词对匹配的基础语料，进而借助计算机进行同义词的提取和识别，将释义数据作为语料是因为释义数据具有如下 3 个特点：①释义文本为发现词汇语义关系方面提供了丰富的资源，包含的术语比较密集，获取术语的效率高。②对概念进行释义的方式比较有规律，易于计算机自动处理。③人们通常习惯使用同义的常用语对未知概念词汇进行释义，这也构成了提取术语匹配对的前提条件，目前基于模式匹配进行实体链接的方法分为两类：同义词式定义和列举式定义。

1. 同义词式定义　用与被定义项具有相同意义的另外一个词进行词汇的定义，例如："大叶性肺炎，又名肺炎球菌肺炎，是由肺炎链球菌等细菌感染引起的呈大叶性分布的肺部急性炎症。""鼻衄是临床常见的症状之一，俗称鼻出血。""染色体病是染色体遗传病的简称。"可见，同义词式定义模式含有一些特定的标志词，如："简称、简称为、英文简称、中文简称、又称、又称为、亦称、亦叫、亦作、又叫、也称、也称为、俗称、又译、又译作、全称为、全称是、英文缩写为"等。这些标志是同义词定义模式特有的语言标志。

2. 列举式定义　通过列举被定义项所表达的概念，进而查明被定义词语的含义的方法，其模式的语言标志一般有："主要形式有……""包括……"等。

此外，传统的实体链接算法，一般采用非结构化的知识图谱，典型的如维基百科，作为实体链接的目标知识图谱，利用实体指称所在句子或者文档的上下文，以及维基百科中实体页面的文本信息，抽取特征向量计算相似度进行实体链接。按照是否需要标注训练数据，它可以分为有监督和无监督两类。有监督学习的方法需要依靠标注好的训练集，来训练相应的分类或排序算法。其中一些常见的特征包括实体流行度、语义关联特征以及用词袋模型表示的上下文向量计算出的文本相似度特征等。而无监督的方法不需要标注的训练集，往往利用一些统计层面的特征，缺乏语义层面的考虑，所以效果相对有监督的方法较差。

（二）基于实体属性的实体链接方法

基于实体属性的实体链接方法通过计算实体的名字属性中字符串的相似度来判断实体是否相同。实体名称和属性的相似度主要通过字面相似度的方法进行计算。基于字面相似度的方法通常利用编辑距离算法，集合相似度计算，以及基于向量的相似度计算。

编辑距离算法是首先由俄国科学家 Levenshtein 提出的，故又称 Levenshtein Distance，这种算法可以看作动态规划。给定源字符串 S 和目标字符串 T，从 S

经过若干次不同的单字符操作（插入、删除、替换）变化到 T 所需要的最少的加权（不同字符操作权值不同）操作次数，即成为 S 到 T 的编辑距离，在 NLP 中应用比较广泛。其计算方法如下：

$$\text{sim}(Li, Lj) = \max\left(0, \frac{\min(|Li|, |Lj|) - \text{ed}(Li, Lj)}{\min(|Li|, |Lj|)}\right)$$

其中，$|Li|$ 指单词 Li 的字符长度，$\text{ed}(Li, Lj)$ 指一个单词转化为另一个单词所需要的最小的编辑操作的个数。

在对标准编辑距离算法的改进中，常用的是结合两个字符串的最长公共子序列（longest common Subsequence，LCS）方法，有助于判定字符串的相似性。也有将编辑距离和 Jaccard 相似度结合用来改进标准编辑距离的方法。

在集合相似度计算方法中，Jaccard 相似度系数用于比较有限样本集之间的相似性与差异性。Jaccard 系数值越大，样本相似度越高。给定两个集合 S 和 T，Jaccard 系数定义为 S 与 T 交集的大小与 S 与 T 并集的大小的比值，定义如下：

$$\text{sim}_{Jaccard}(s, t) = \frac{|S \cap T|}{|S \cup T|}$$

将文本转换为集合的过程中，除了可以用符号分割单词外，还可以考虑用 N-Gram 分割单词，用 N-Gram 分割句子来构建集合，计算相似度。

余弦相似性通过测量两个向量的夹角的余弦值来度量它们之间的相似性。0 度角的余弦值是 1，而其他任何角度的余弦值都不大于 1，并且其最小值是 −1。从而两个向量之间的角度的余弦值确定两个向量是否大致指向相同的方向。两个向量有相同的指向时，余弦相似度的值为 1；两个向量夹角为 90°时，余弦相似度的值为 0；两个向量指向完全相反的方向时，余弦相似度的值为 −1。这结果是与向量的长度无关的，仅仅与向量的指向方向相关。余弦相似度通常用于正空间，因此给出的值为 0 到 1 之间。给定两个属性向量 A 和 B，其余弦相似性 θ 由点积和向量长度给出，如下所示：

$$\text{similarity} = \cos(\theta) = \frac{A \cdot B}{||A|| \, ||B||} = \frac{\sum_{i=1}^{n} A_i \times B_i}{\sqrt{\sum_{i=1}^{n} (A_i)^2} \times \sqrt{\sum_{i=1}^{n} (B_i)^2}}$$

（三）基于深度学习的实体标准化方法

近年来，深度学习技术作为人工智能的关键技术，在计算机视觉和自然语言处理等领域取得的突破性进展，使得人工智能迎来新一轮爆发式发展。深度学习方法给实体链接任务提供了强有力的工具，得益于神经网络强大的特征抽象和泛化能力，基于深度学习的实体链接方法逐渐成为研究实体链接的主流方法。与传统的统计方法相比，深度学习方法主要有以下两点优势：一是深度学习方法的训练是端到端的过程，不需要手工定义相关特征；二是深度学习可以学习特定于任务的表示，建立不同模式、不同类型和不同语言之间的信息关联，从而实现更好的实体分析性能。基于深度学习的实体标准化方法通常分为两步：一是通过基于名称字典、字面相似度或基于搜索的方法生成候选的实体集；二是利用深度学习算法（例如 CNN 等）学习标注数据的语义特征，构建过滤器对候选实体进行匹配度计算，选择最可能的实体作为预测实体。

（四）基于知识图谱的实体链接方法

实体链接的过程中，通常会通过实体指称及其上下文的文本信息，借助知识图谱或本体等标准语义模型，将其链接到知识图谱中的正确映射实体上。基于上下文的实体链接方法，通过计算给定医学实体的上下文之间的相似性判断两个实体之间是否为同一实体。目前，由于一些标准实体库中缺少实体的上下文文本，而包含更多的结构化的语义信息，例如知识图谱中的知识主要以三元组的形式存在，因此需要利用实体结构化的"上下文"来得到其语义特征向量。基于知识图谱的实体链接方法中利用实体指称的表面形式信息和上下文语义信息，结合候选实体在知识图谱中的结构化信息，得到实体指称与候选实体的表面匹配和深层语义匹配的相似度，联合两者作为最终的匹配相似度得分对候选实体排序进行实体链接。

二、临床实体标准化研究现状

现有的临床实体标准化方法大多将其看作是实体提及与标准术语是否是同义词对的匹配任务，通过规则或者计算的字面相似度或语义相似度得分，获得得分最高的最佳匹配对。目前生物医学领域的实体标准化研究大多是基于国外的公开测评和数据集。具有代表性的评测有 2013 年的 ShARe/CLEF eHealth 1b、2014 年的 SemEval task 7 和 ShARe/CLEF eHealth Shared Task 2 以及 2015 年的 ShARe/CLEF eHealth Shared Task 1b。主要任务是找到临床医疗文本中医疗实体（特别是疾病和症状）在一体化医学语言系统（UMLS）（unified medical language system，UMLS）中"医学术语系统命名法——临床术语（SNOMED CT）"分支上的编码。所提出的实体标准化方法大多基于医疗术语提及与标准医疗术语的相似度计算。如在 2013 年的 ShARe/CLEF eHealth 1b 评测中，几乎所有的参赛系统都通过计算疾病和症状提及与 SNOMED CT 中的标准术语之间的相似度来得到相应编码的。主要的相似度计算方法是向量空间模型和编辑距离。就编辑距离而言，亦出现了一些改进的编辑距离计算方法，具有代表性的工作是 Rohit J. Kate 等人通过从给定的医疗术语提及到标准医疗术语之间的映射样本中学习常见的词或短语编辑模式来对编辑动作进行限定，在此基础上刻画它们的相似度。在这些相似度计算方法中，编辑距离是最常用的方法之一。另外一类是基于规则的方法，Islamaj 等人建立了一个基于规则推断的方法用于将疾病名称规范化到 Mesh 和 OMIM 术语。有研究者开发了一个包含 5 种规则的自然语言处理（NLP）模块，以提高生物医学文本中的疾病实体标准化效果。Ghiasvand 和 Kate 首先自动学习了 UMLS 中所有障碍概念同义词之间的术语变化的编辑距离模式，以及训练数据中的实体提及与 UMLS 中相应概念之间的术语变化。然后，通过在学习模式产生的变化和训练数据中提到的实体或给定知识库中的概念名称之间执行精确匹配，对测试数据中提到的实体进行了标准化实践。他们的系统命名为 UWM，是 2014 年 SemEval challenge 中针对疾病实体标准化任务的最佳系统。D'Souza 的工作中给出一种多路筛选的方法，该方法设定了 10 条筛选准则，包含数字替换、词形还原、主动词与被动词的转换等，在生物以及医疗领域的公开数据集上效果显著。

　　一些学者尝试使用机器学习和深度学习的方法来提高医疗实体标准化的效率和准确率，大部分人的研究致力于建立不同的过滤器选出候选实体，如 Buyko 等人使用条件随机场、Tsuruoka 使用逻辑回归的方法生成候选实体，然后将从候选实体中选出正确的实体看作排序问题，使用信息检索的方法解决；Leaman 等采用成对排序学习方法，用向量空间模型表示实体提及并引入权重矩阵计算相似度得分，在 NCBI 的疾病数据集取得了良好效果；有研究者使用深度学习方法在 ShARe/CLEF 数据集和 NCBI 疾病数据集上取得了最高正确率，该方法先使用人工编写的规则从标准术语集中挑出候选术语，再基于卷积神经网络输出语义向量对候选进行排序。

　　上述研究工作主要面向英文临床术语标准化任务，基于中文电子病历的临床实体标准化研究由于缺乏相关的大规模公开语料，仅有少部分学者在医疗术语标准化方面做了一些尝试。有研究者用信息检索的方法来解决医学术语的标准化问题，在检索的过程中从词、字符和拼音 3 个方面对标准医学术语进行索引，并用信息检索的方法对系统性能进行了评估；有研究针对中文电子病历出院摘要中的诊断和手术操作实体标准化任务，提出了一种多任务共享结构的多视图 CNN 模型；赵逸凡等使用 Siamese 网络架构和 LSTM 网络搭建模型，采用 Pairwise 的方法进行模型训练，在某三甲医院电子病历的手术操作实体标准化实验中取得了较好的效果。

第二节 跨院电子病历数据的实体标准化映射实证研究

一、基于 BERT 融合模型的有监督临床实体标准化方法研究

深度表示学习模型如 ELMO（embedding from language models）、GPT（generative pre-trained transformer）、BERT（bidirectional encoder representations from transformers）近年来被广泛地应用于各种自然语言处理（NLP）任务中。它们在大规模未标记语料上进行训练得到预训练语言模型，能够很好地表示上下文语义特征，许多下游任务可以从预先训练模型的单词表示中获益。BERT 引入了掩蔽语言模型，使预训练模型的深度双向表示成为可能，提高了 11项 NLP 任务的最高水平。在生物医学领域，研究学者基于 BERT 模型生物医学文本和临床数据训练得到的 BioBERT 和 Clinical BERT 语言表示模型，在许多领域特定的 NLP 任务上表现出了较高的性能。因此本研究构建基于多 BERT 模型融合的有监督临床实体标准化方法，并在公开数据集验证方法的有效性。

（一）问题定义

中文临床实体集 $M = \{m_1, m_2, \cdots, m_n\}$，$n \in N$，以及一个包含标准术语的词表 $C = \{c_1, c_2, \cdots, c_n\}$，$n \in N$，我们将临床实体标准化任务定义为每个输入实体 m_i，寻找最佳匹配概念 c^*，如以下公式所示，score 是指匹配度得分算法：

$$c^* = \mathrm{argmax}_{c \in C} \left[\mathrm{score}(m_i, c_i) \right]$$

（二）数据处理

研究使用第五届中国健康信息处理大会（CHIP2019）的临床实体归一化任务数据集。数据集中的手术操作实体是从中文电子病历中识别出来的，每一个实体都经过人工标注链接到"ICD-9-CM-3 北京协和医院 2017 版"词典中的一个或多个标准化术语，词典共包含 9467 个不同的中文手术操作概念。数据集中实体的分布如表 4-1 所示。该数据集由于训练集较小，测试集中有很多在训练集中不存在的术语，且由于数据集中大约 5% 的实体会映射到多个概念，增大了标准化的难度。

表 4-1   CHIP2019 公开数据集分布

指标	训练集	验证集	测试集
全部实体数量	4000	1000	2000
具有一个标准化概念的实体数量	3801（95.03%）	950（95%）	1901（95.05%）
具有多个标准化概念的实体数量	199（4.97%）	50（5%）	99（4.95%）
标准化词典中的概念数量		9467	

数据处理流程如图 4-1 所示，为了减少实体标准化过程中句法变化的影响，我们采用以下策略对数据集中的实体和词汇表中的概念进行预处理：①冗余清理。基于正则表达式删除临床实体中无用的标点符号和内容，如"（腹腔镜）胆囊切除术（（51.2201））"转化为"腹腔镜胆囊切除术"。②在标准术语词典中加入英文缩写。我们将训练集中出现的手术操作英语缩写添加到对应的术语词表中，例如，将 ICD-9-CM-3 中的术语"经外周静脉穿刺中心静脉置管术"更新为"经外周静脉穿刺中心静脉置管术 PICC"。

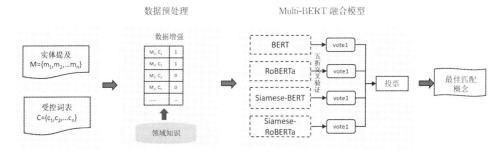

图 4-1   临床术语标准化处理流程

为了使模型学习到更多的语义信息，训练集正例和负例的构成是非常重要的。基于 CHIP2019 数据集，我们采用数据增强方法生成新的训练数据。如图 4-2 所示，通过 4 种方法生成正例：①标注 CHIP2019 训练数据的实体和概念对。②基于步骤 I 的数据对，进行传递扩展。③基于步骤 I 和步骤 II 的数据对，进行对称扩展。④外部数据补充。在医学术语字典 SNOMED CT 中，有许多手术操作的同义词拥有相同的概念 ID，例如"食管成形术"和"食管修复术"，我们配对这些同义词并将它们添加为正例。

同时，基于 BM25 算法为每一个实体 m 生成 20 个候选概念（不包含匹配概念）作为反例。

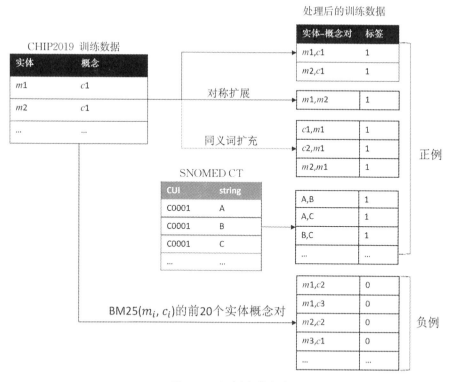

图 4-2 正例生成方法

（三）模型构建

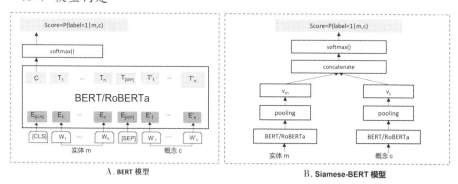

图 4-3 BERT 与 Siamese-BERT 模型

作为句子对分类任务，按照图 4-3A 所示的 BERT 模型，我们将来自转换器顶层的单词表示作为规范化任务的特征。在 BERT-based 分类模型中，对每个输入实体 m 和候选概念 c，我们构建序列 ＜［CLS］ m ［SEP］ c ＞作为输入，［CLS］是指用来表示整个序列的特殊记号，而［SEP］是用于分离 m 和 c 的特殊记号。然后让 Transformer 对［CLS］进行深度 encoding，由于 Transformer 是可以无视空间和距离地把全局信息 encoding 进每个位置的，而［CLS］的最高隐层作为句子/句对的表示直接跟 softmax 的输出层连接，通过 softmax 得到每一个类别的概率表示为 softmax($C\,W^T$)，$W \in \mathbf{R}^{H \times K}$ 是在 fine-tuning 过程中加入的参数，在该任务中我们将实体与术语匹配记作 label＝1，不匹配记作 label＝0，我们以 label＝1 的可能性作为每个输入对的最终得分，对所有得分进行排序后，将排名最高的候选概念 c^* 作为 m 的最佳映射概念。

$$\text{Score}(m，c) = P(label＝1 \mid m，c) = \text{softmax}(C\,W^T)$$

Siamese 神经网络的孪生结构在最后一层使用共享权重和距离函数，在学习文本和图像领域的相似性是有效的。最近，Fakhraei 等开发了一种基于深度 Siamese 神经网络模型（Siamese Bi-LSTM）嵌入实体语义信息的解决方案，并验证了这些词向量在生物实体标准化数据集中的有效性。基于 BERT，研究者开始将单个句子输入到 BERT 中，并导出固定大小的句子向量。最常用的方法是使用所有 token 输出向量的平均值或使用第一个标记［CLS］输出值，但 Nils 的研究表明，这些常见的做法产生的句向量效果不佳，不能直接用于词语之间的相似度计算。因此，Nils 等人提出了一种对预训练 BERT 结构的改进，名为 Sentence-BERT，该网络使用 Siamese 结构来推导语义上有意义的词向量，使得这些词向量可以使用余弦相似度进行比较。

如图 4 - 3B 所示，本研究在 Nils 等人研究的基础上构建了一个 Siamese-BERT 网络，对实体和候选概念独立生成词向量，然后将它们串联起来作为分类函数的输入。训练的目的是使词向量空间中正例之间的损失函数最小，负例之间的损失函数最大。我们对 BERT 中文预训练模型进行微调以更新权重和生成词向量 v_m 和 v_c，与 Nils 的工作相同，在 BERT 的输出中加入一个 pooling，得到固定大小的词向量。对于每一个候选对 $(m，c)$，我们将词向量 v_m 和 v_c 与 $\mid v_m - v_c \mid$ 连接起来，并使用可训练权值 $W_t \in \mathbf{R}^{3n \times K}$ 加强，其中 n 为句子嵌入的维数，K 为分类器标签的数量，v 是 $K * 1$ 维的向量：

$$v = W_t\,(v_m，v_c，\mid v_m - v_c \mid)$$

然后使用 softmax 函数计算每个分类标签的概率：

$$S_j = \frac{e^{v_j}}{\sum_{i=1}^{K} e^{v_i}}$$

最终与 BERT 模型一样，我们计算分类器标签＝1 的概率，找到排名最高的候选概念 c^*，网络的损失函数为绝对 softmax 损失：

$$Score(m，c)=P(i=1 \mid m，c)$$

$$L=-\sum_{j=1}^{K} y_j \log Sj$$

Sj 为该样本属于 j_{th} 分类标签的预测概率，y_j 为目标概率。这一函数使预测概率接近目标概率时损失较小，而远离目标概率时损失较大。

为了进一步提高模型在有限数据上的预测能力，多模型融合是一种非常有效的方法。它能结合不同子模型的优点，在多分类器系统和集成学习中得到了广泛的应用。投票是集成学习中用于分类问题的一种融合策略。基本思想是选择所有模型中输出最多的类。在不改变模型的情况下，直接对不同模型的预测结果进行投票是一种简单而有效的方法。

在本研究中，我们采用两级投票策略来融合模型结果，以提高预测效果。首先，对于每个子模型，我们使用五折交叉验证得到 5 个结果，然后投票得到子模型的结果。其次，通过对所有子模型结果的投票，得到最终的多模型融合结果。

（四）对抗训练

对抗训练是训练一个模型正确分类未修改样本和对抗性样本的过程。该算法不仅提高了对抗性样本的稳健性，而且提高了原样本的泛化能力。对抗训练主要应用于图像分类任务，并取得了较好的效果。Goodfellow 等人将这些技术扩展到文本分类任务和序列模型中，通过对递归神经网络中的词嵌入加入扰动，这一方法在多个基准的半监督和纯监督文本分类任务上取得了最先进的结果。此外，Madry 等人提出了计划梯度下降（PGD）方法来改善对词嵌入的扰动，他们基于 PGD 的 MNIST 和 CIFAR10 网络在遭受广泛攻击的情况下都取得了良好的性能。为了提高基于 BERT 的模型的稳健性和泛化能力，我们在模型的训练过程中增加了对抗训练。

（五）实验设置

在本研究中，我们使用预先训练好的 BERTbase-chinese 和 RoBERTalarge-pair 模型来进行 BERT 和 Siamese _ BERT 模型的微调。大多数模型超参数与 BERTpre-trained 模型中保存的一致，此外，我们调整 batch _ size 为32，longest _ sequence 为 512，为了得到最好的结果，我们将每个模型的学习率分别设置为 1e - 5、2e - 5、5e - 5，并且调整 training epochs 为 3，最后实现了每个模型的最佳性能。

为了验证不同 BERT 模型在中文临床实体标准化任务中的有效性，我们选择 Metric _ LCS 和 BERT-as-service 作为基线方法。LCS 是寻找两个给定序列的子序列，它们以相同的顺序出现在两个序列中，但不需要是连续的。这种方法通常用于测量字符串的文本相似性。对于手术操作实体标准化任务，由于实体与概念之间存在较大的文本相似性，本研究将其作为基准模型之一。BERT-as-service系统使用 BERT 作为句子编码器，通过 ZeroMQ 将其作为服务，使用 BERT 模型将变长句子映射为定长向量。我们使用 BERT-as-service 作为无监督的基于相似性的模型。

我们采用 CHIP2019 组织者提供的评价指标来评估不同的实体规范化算法的性能，对于每一个原始实体 m_i，假设其人工标注的术语集合为 N，模型匹配的术语集合为 M，则该模型的准确性 S 计算如下：

$$S_i = \frac{\text{Count}(N \bigcap M)}{\text{Max}[\text{Count}(N)，\text{Count}(M)]}$$

$$S = \frac{1}{k} \sum_{1}^{k} S_i$$

（六）实验结果

不同模型的性能比较见表 4-2。我们采用 PGD 的多 BERT 融合临床实体标准化系统优于不采用 PGD 的系统，在 CHIP2019 测试集上获得最高 92.98% 的准确率。BERT 子模型的准确率均明显优于基于文本相似性的基线方法。在基于相似度的基线模型中，BERT-as-service 系统的准确率比传统的基于字面相似度的方法提高了至少 20%。在 CHIP2019 临床实体标准化任务中，所有参与团队的平均分数是 79.75%，排名第一的团队取得了 94.83% 的准确率，我们的模型的最终性能仅次于该团队。

表 4-2   实验结果

模　　型	准确率	准确率（数据增强）
Metric _ LCS	51.2%	—
Bm 25	49.5%	—
BERT-as-service base-chinese	75.3%	—
Multi-BERT fusion system	91.73%	92.98 %
Sub-model 1：BERT base-chinese	91.31%	92.55%
Sub-model 2：RoBERTa large-pair	91.15%	91.79%
Sub-model 3：Siamese-BERT base-chinese	90.7%	92.01%
Sub-model 4：Siamese-RoBERTa large-pair	90.26%	91.33%

通过实验可以发现：与单 BERT 模型相比，多模型融合可以取得更好的效

果；多 BERT 融合系统的每个子模型都比 BERT-as-service 系统表现优异。这表明，虽然同样基于 BERT 预训练模型，但使用领域数据进行微调的监督学习明显优于无监督学习。

实验的结果表明，基于 BERT 模型的性能优于其他传统模型。BERT 可以通过基于 transformer 的多头注意力机制学习更深层次的语义特征。同时，它以下一句预测任务为训练目标，并与掩码语言模型一起训练语言表示。该设计用于捕捉句子之间的关系，有利于文本匹配等任务中预训练的一般表达。BERT 的预训练模型都基于维基百科等大型中文文本语料库，充分学习了汉语单词和短语的语法特征。因此，任何一种基于 BERT 的模型对于中文临床实体标准化任务都是有效的。然而，基于 BERT 的模型之间的性能差异并没有那么大，而且 BERT 模型的性能要优于 Siamese-BERT 模型。Siamese-BERT 框架对于句子对分类不是最优的。它使用了一个双编码器，句子被独立地映射到句子嵌入。为了进行分类，分类器将使用这两个嵌入并派生一个标签。另一方面，BERT 使用了一个交叉编码器，在输入时两个句子同时存在，BERT 比较两个输入后导出标签，因此并得出明显更好的分类结果。

表 4-3 显示了我们多模型融合系统使用不同训练数据的结果，其中 I～IV 指数据处理部分用到的 4 种数据增强方法。可以看出，训练数据中正例和反例的构成与模型的预测结果有着密切的关系。其中，反例的构建尤为关键。结果表明，利用 BM25 算法构造具有高度相似概念的反例的方法，优于随机选取概念构造反例的方法。模型通过学习相似样本可以观察到更细节的差异，提高了模型的识别能力。在正例的构建中，最有效的数据增强方法是增加同一领域的外部数据，可以大大提高模型的效果。使用传递扩展可以使模型学习到更多的相似信息，而使用对称扩展交换文本对的位置会改变位置编码，使模型可以从不同角度观察两个文本的相似度。

表 4-3　　　　　　　　　　　不同的训练集的实验效果

训练集		多 BERT 融合模型准确率
正　例	反　例	
I＋II＋IV＋V	Top10 候选概念	90.12%
I	Top20 候选概念	91.33%
I＋II＋III	Top20 候选概念	91.56%
I＋II＋IV	Top20 候选概念	92.8%

续表

训练集		多 BERT 融合模型准确率
正　例	反　例	
Ⅰ＋Ⅲ＋Ⅳ	Top20 候选概念	92.44％
Ⅰ＋Ⅱ＋Ⅲ＋Ⅳ	Top20 候选概念	92.98％

数据中有很多高相似度的概念，并且在手术操作的原始文本中有冗余成分，这将导致模型训练和预测过程中产生干扰。采用 PGD 对抗训练可以提高模型对抗性样本反应的稳健性。实验证明，在加入对抗训练后，该模型对一些细小的不易分辨的实体对具有更好的匹配效果，并且可以忽略实体中的干扰信息，获得更准确的语义匹配。

在我们的实验中，测试集中的一个实体可能与一个或多个术语相匹配。由于以上情况，我们统计了模型在测试集中的识别效果，我们的多模型融合系统对于实体单一映射的准确率为 96.48％，对于多映射的准确率为 25.86％。通过对错误案例的分析，我们认为模型预测匹配的术语数量的能力较差。尽管我们在数据预处理阶段已经处理常见英文缩写，但是带有专业缩写的实体的标准化性能仍不理想，例如实体"VVI 心脏起搏器植入术"在我们的模型中映射到术语"心脏起搏器置入术"，但是正确的匹配术语应该是"单腔永久起搏器置入术"。解决这一问题的关键是要依靠大量的医学专业知识库。

本研究提出了一种用于中文临床实体标准化的多 BERT 融合方法，研究了不同 BERT 模型的有效性。我们的实验证明，基于 BERT 的标准化模型优于基于相似度的方法，使用原始 BERT 结构的句子对分类任务和中文预训练模型可以取得满意的效果。此外，我们发现对抗训练和数据增强的策略可以有效地提高小样本深度学习模型的效果。

二、无监督临床实体标准化方法研究

传统的工作模式下，临床医师书写电子病历中的诊断、手术操作等术语往往是根据教科书或临床经验，各医疗机构、各医师对同一疾病诊断、手术操作等的书写都略有差别。针对此类问题，诸多国内外机构为了对各种医疗服务信息正确报告和记录，方便对临床医疗数据的统计研究，制定了规范化和标准化的术语词表，代表性的如国际疾病分类代码（ICD）。由于本研究的实体类型涉及疾病诊断、症状体征、手术操作、实验室检查、药物共 5 种类型，针对不同实体类型，目前国内有相对应的标准化术语词表，如：国际疾病诊断编码（ICD‑10）、国际疾病分类手术码（ICD‑9‑CM‑3）和药物的解剖学、治疗学及化学分类法（ATC）等。而目前国内公开的用于临床术语标准化研究的数据只有上文用到的CHIP2019 手术操作数据集，并不能满足本研究对多语义类型临床实体的标准化处理任务。因此，本研究构建了一套基于字面相似度以及语义相似度的无监督临床实体标准化方法，能够在缺乏大规模训练语料的情况下有效实现对临床实体的标准化映射工作，减少人工干预的工作量。

（一）标准化术语词表选择

1. 疾病诊断和症状体征　国际疾病分类（ICD）是 WHO 制定的国际统一的疾病分类方法，它根据疾病的病因、病理、临床表现和解剖位置等特性，将疾病分门别类，使其成为一个有序的组合，并用编码的方法来表示的系统。目前通用的是第 10 次修订本《疾病和有关健康问题的国际统计分类》，简称 ICD‑10。国家卫生健康委员会统计信息中心与北京协和医院世界卫生组织疾病分类合作中心共同编制了《GB/T 14396—2016 疾病分类与代码》，在 ICD‑10 的框架下将疾病代码由 4 位扩展到 6 位，覆盖了 2 万余种疾病条目，目前国内各大医疗机构、卫生统计部门都以该疾病分类代码表作为参考，共包含了 22 章对应不同的疾病分类（表 4‑4）。其中 R00‑R99 涵盖了临床症状和体征。因此，本研究应用《GB/T 14396—2016 疾病分类与代码》将除 R00‑R99 外的术语作为疾病诊断实体的标准化映射词表，共包含 33812 个疾病术语，将 R00‑R99 的术语作为症状体征实体的标准化映射词表，共包含 2051 个症状术语。

表 4‑4　　　　　　　　　　ICD‑10 章节名称

代　码	章节名称
A00‑B99	某些传染病和寄生虫病
C00‑D48	肿瘤
D50‑D89	血液及造血器官疾病和涉及免疫机制的某些疾患
E00‑E90	内分泌、营养和代谢疾病
F00‑F99	精神和行为障碍
G00‑G99	神经系统疾病
H00‑H59	眼和附器疾病
H60‑H95	耳和乳突疾病
I00‑I99	循环系统疾病

续表

代　码	章节名称
J00 – J99	呼吸系统疾病
K00 – K93	消化系统疾病
L00 – L99	皮肤和皮下组织疾病
M00 – M99	肌肉骨骼系统和结缔组织疾病
N00 – N99	泌尿生殖系统疾病
O00 – O99	妊娠、分娩和产褥期
P00 – P96	起源于围生期的某些情况
Q00 – Q99	先天性畸形、变形和染色体异常
R00 – R99	症状、体征和临床与实验室异常所见，不可归类在他处者
S00 – T98	损伤、中毒和外因的某些其他后果
U00 – U99	用于特殊目的的编码
V01 – Y98	疾病和死亡的外因
Z00 – Z99	影响健康状态和与保健机构接触的因素

2. 手术操作　我国自 20 世纪 90 年代以来将国际疾病分类临床修订本第 3 卷（ICD-9-CM-3）作为住院病案首页中手术与操作分类代码的填写标准，已应用近 30 年，在医疗卫生服务、医疗保障等部门对出院患者手术和操作信息的收集、整理、交换和分析等方面发挥了重要作用。因此，本研究选择 ICD-9-CM-3（协和版）作为手术操作临床实体标准化映射词表，共包含 18 大类，共 9867 个手术操作术语（表 4 - 5）。

表 4 - 5　　　　　　　　　　ICD - 9 - CM - 3 章节名称

代　码	章节名称
00 – 00	操作和介入，不能分类于他处
01 – 05	神经系统手术
06 – 07	内分泌系统手术
08 – 16	眼部手术
17 – 17	其他各类诊断性和治疗性操作
18 – 20	耳部手术
21 – 29	鼻、口、咽部手术

续表

代　码	章节名称
30 - 34	呼吸系统手术
35 - 39	心血管系统手术
40 - 41	血液和淋巴系统手术
42 - 54	消化系统手术
55 - 59	泌尿系统手术
60 - 64	男性生殖器官手术
65 - 71	女性生殖器官手术
72 - 75	产科操作
76 - 84	肌肉骨骼系统手术
85 - 86	体被系统手术
87 - 99	其他诊断性和治疗性操作

3. 药物　目前药品流通和使用单位还没有一套完全统一的药品分类方法，诸多医院都根据自己实际情况各自建立了适合医院药品管理的药品编码方案，如北京协和医院、四川华西医院、解放军总医院等。不统一的药物词典和编码不利于药物的统一管理，国家卫健委也在积极开展基本数据库药理分类与世界卫生组织 ATC 系统分类的对应工作。ATC 是药物的解剖学、治疗学及化学分类法（anatomical therapeutic chemical）的简称，由世界卫生组织药物统计方法整合中心（The WHO Collaborating Centre for Drug Statistics Methodology）制定并定期公布。ATC 系统根据活性物质的治疗学、药理学和化学性质在人体器官或系统上的作用，被分成了不同的类。药品分类为 5 个级别：第一级根据药物作用的解剖学位置，将其分为 14 个组别（表 4 - 6）；第二级根据药理学/治疗学分成亚类；第三级和第四级是化学、药理、治疗小类；第五级是化学物质。ATC 药物代码对于国际国内的药品使用比较、药品使用长期趋势预测等数据的分析处理有着重要的作用。因此，研究选取第五级分类的中文药品名称作为药物实体标准化映射的对象，共包含 4669 个药物术语。

表 4 - 6　　　　　　　　　　　ATC 药品分类名称

代　码	分类名称
A	消化道及代谢

续表

代　码	分类名称
B	血液和造血器官
C	心血管系统
D	皮肤病用药
G	生殖泌尿系统和性激素
H	非性激素和胰岛素类的激素类系统用药
J	系统用抗感染药
L	抗肿瘤药和免疫功能调节药
M	肌肉-骨骼系统
N	神经系统
P	抗寄生虫药、杀虫药和驱虫药
R	呼吸系统
S	感觉器官
V	杂类

4. 实验室检查　由于目前我国卫生健康委员会尚未发布统一的用于医疗检验检查服务的统一分类和代码，且各医疗机构尚未有公开版本的检验检查代码，因此，研究采用从河南省健康档案区域卫生信息平台获取的《检验影像编码》作为实验室检查临床术语标准化映射的词表，该编码包含医学影像、超声检查、核医学、放射学、检验、血型与配血、病理检查 7 大类共 1475 个术语。

（二）方法构建

目前基于电子病历开展的实体标准化研究多是基于有监督的方法，实验效果表现优异但依赖于对人工标注语料的构建。在实际应用中，由于标注工作对专业知识有较高要求，并且受限于语料的质量，往往不能很好地应用有监督的方法，因此探索无监督的标准化构建方法非常重要。本研究结合 sentence-BERT 句向量、字面相似度计算探索面向无监督的术语映射和同义词归并方法，对第三章跨院电子病历识别的不同类型实体分别进行标准化术语映射，构建术语映射词表。方法及步骤如下（图 4-4）：

1. 基于字面相似度的候选集生成　运用最大公共子序列方法，计算一个临床实体与每个标准化术语词表中术语的字面相似度，设置阈值为 0.6，将 LCS 值大于 0.6 的术语加入到候选术语集中。

2. 基于 Sentence-BERT 的词向量相似度计算　　基于 Nils 等人的研究工作，借鉴孪生网络模型的框架，将抽取出的临床实体与候选集中的每个术语输入到两个 bert 模型中（但这两个 bert 模型是参数共享的，也可以理解为是同一个 bert 模型），使用 Nils 等人运用训练的多语言 Sentence-BERT 预训练模型 distiluse-base-multilingual-cased，获取到每个句子的句子表征向量，最终获得的句子表征向量，通过余弦相似度计算两个词语的语义相似度。

3. 基于字面相似度＋语义相似度的排序　　将候选术语集中每个术语经过第一步和第二步得到的字面相似度和语义相似度得分经过加权平均，得到最终的相似度得分，选取得分最高的候选术语作为临床实体映射的标准词。

4. 人工审核校验　　将匹配到的临床实体与标准化术语对整理后，由两名从事医学信息学医学术语编码工作的研究人员进行人工核验校对。

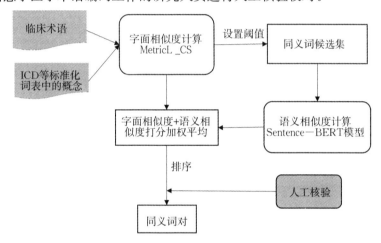

图 4-4　无监督临床实体标准化方法

（三）实验结果分析

针对跨院电子病历识别的不同类型实体的标准化术语映射实验，经过人工核验校对，结果如表 4-7 所示，在无人工干预时整体匹配准确率达到 62%。其中，标准化程度较高的实体类型包括药物、手术操作和疾病诊断，而实验室检查准确率最低。通过对数据实例的分析，可以看出经过近年来我国 DRGs 制度的推广，基于 ICD 术语体系的疾病诊断和手术操作编码的规范化程度较高，医师在书写电子病历的"诊断"时会受到来自系统层面的约束，强制使用规范化编码，从而提高了数据的质量。而在进行诸如"现病史""鉴别诊断"等自由文本时，大多数系统建设不完备的医院没有对文本内容进行规范化限制，由于书写习惯的不同，通常采用简写、缩写等形式对检查、症状等术语进行描述，例如"核磁""超声"

"DCG（动态心电图）"等，因此在与标准术语进行相似度计算时得分较低，导致匹配的准确度下降。

表 4-7　　　　　　　　　　无监督临床实体标准化方法

类　别	实体数量（去重）	准确率
症状体征	1268	62％
手术操作	1137	71％
疾病诊断	824	69％
药物	647	81％
实验室检查	349	27％

参考文献

［1］LEVENSHTEIN V I. Binary Codes Capable of Correcting Deletions，Insertions and Reversals［J］. Doklady Akademii Nauk Sssr，1965，10（1）：707-710.

［2］李天然，刘明童，张玉洁，等. 基于深度学习的实体链接方法研究综述［J/OL］. 北京大学学报（自然科学版），2021，57（1）：91-98［2021-06-03］. https：//doi. org/10. 13209/j. 0479-8023. 2020.077.

［3］罗安根. 融合知识图谱的实体链接的算法研究［D］. 北京：北京邮电大学，2018.

［4］National Library of Medicine. UMLS Reference Manual［EB/OL］（2019-09-10）［2020-12-01］. https：//www. ncbi. nlm. nih. gov/books/NBK9675.

［5］National Library of Medicine. Unified Medical Language System［EB/OL］.（2019-09-10）［2020-12-01］. https：//www. nlm. nih. gov/research/umls/index. html.

［6］SemEval. SemEval-2014 Task 7：Analysis of Clinical Text［EB/OL］.［2020-12-01］. https：//alt. qcri. org/semeval2014/task7

［7］DOGAN R，LU Z. An inference method for disease name normalization［J］. Aaai Fall Symposium，2012，12（5）：8-13.

［8］KANG N，SINGH B，AFZAL Z，et al. Using rule-based natural language processing to improve disease normalization in biomedical text［J］. J Am Med Inform Assn，2013，20（5）：876-81.

［9］GHIASVAND O，KATE R. Proceedings of the 8th International Workshop on Semantic Evaluation（SemEval 2014），August 23-24，2014［C］. Dublin，2014.

［10］LEAMAN R，ISLAMAJ-DOGAN R，LU Z. DNorm：disease name normalization with pairwise learning to rank［J］. Bioinformatics，2013，29（22）：2909-2917.

[11] LEAMAN R, LU Z. NCBI Disease Corpus: A resource for disease name recognition and concept normalization [J]. Journal of Biomedical Informatics, 2014 (47): 1.

[12] LI H, CHEN Q, TANG B, et al. CNN-based ranking for biomedical entity normalization [J]. BMC Bioinformatics, 2017, 18 (Suppl 11): 385.

[13] XIA Y, ZHAO H, LIU K, et al. Normalization of Chinese Informal Medical Terms Based on Multi-field Indexing [J]. Communications in Computer and Information Science, 2014 (496): 311 – 320.

[14] 赵逸凡, 郑建立, 徐霄玲. 基于深度学习的电子病历实体标准化 [J]. 软件导刊, 2019, 18 (08): 12 – 15.

[15] LEE J, YOON W, KIM S, et al. BioBERT: a pre-trained biomedical language representation model for biomedical text mining [J]. Bioinformatics. 2020, 36 (4): 1234 – 1240.

[16] LI F, JIN Y, LIU W, et al. Fine-Tuning Bidirectional Encoder Representations From Transformers (BERT) -Based Models on Large-Scale Electronic Health Record Notes: An Empirical Study [J]. JMIR Med Inform, 2019, 7 (3): e14830.

[17] CHIP 2019. Chinese Information Processing Society of China [EB/OL]. (2019 – 11 – 22) [2020 – 12 – 01]. http: // www. cips-chip. org. cn/.

[18] JI Z, WEI Q, XU H. Bert-based ranking for biomedical entity normalization [J]. AMIA Joint Summits on Translational Science. 2020: 267 – 277.

[19] CHOPRA S, HADSELL R, LECUN Y. Learning a similarity metric discriminatively, with application to face verification [EB/OL]. (2005 – 07 – 25) [2020 – 02 – 01]. http: //ieeexplore. ieee. org/document/1467314.

[20] NECULOIU P, VERSTEEGH M, ROTARU M. Learning text similarity with siamese recurrent networks [EB/OL]. (2016 – 02 – 17) [2020 – 12 – 01]. https: //aclanthology. org/w16 – 1617.

[21] KERTÉSZ G, SZÉNÁSI S, VÁMOSSY Z. Vehicle image matching using siamese neural networks with multi-directional image projections [EB/OL]. (2018 – 05 – 19) [2020 – 12 – 01]. https: //ieeexplore. ieee. org/document/8440917.

[22] FAKHRAEI S, MATHEW J, AMBITE J L. NSEEN: neural semantic embedding for entity normalization [EB/OL]. (2019 – 06 – 29) [2020 – 12 – 01]. https: //arxiv. org/abs/1811. 07514.

[23] MAY C, WANG A, BORDIA S, et al. On measuring social biases in sentence encoders [EB/OL]. (2019 – 03 – 25) [2020 – 12 – 01]. https: //arxiv. org/abs/1903. 10561.

[24] ZHANG T, KISHORE V, Wu F, et al. BERTScore: Evaluating text generation with BERT [EB/OL]. (2020 – 02 – 24) [2020 – 12 – 01]. https: //arxiv. org/abs/1904. 09675.

[25] QIAO Y, XIONG C, LIU Z, et al. Understanding the Behaviors of BERT in Ranking

［EB/OL］. （2019 - 04 - 26）［2020 - 12 - 01］. https：//arxiv. org/abs/1904. 07531v3.

［26］ REIMERS, NILS, IRYNA GUREVYCH. Sentence-bert：Sentence embeddings using siamese bert-networks［EB/OL］. （2019 - 08 - 27）［2020 - 12 - 01］. https：//arxiv. org/abs/1908. 10084.

［27］ MIYATO T, DAI A M, GOODFELLOW I. Adversarial training methods for semi-supervised text classification［EB/OL］. （2017 - 05 - 06）［2020 - 12 - 01］. https：//arxiv. org/abs/1605. 07725v2.

［28］ MADRY A, MAKELOV A, SCHMIDT L, et al. Towards deep learning models resistant to adversarial attacks［EB/OL］. （2019 - 09 - 04）［2020 -12 -01］. https：//arxiv. org/abs/1706. 06083v4.

［29］ Github. Bert［EB/OL］. （2020 - 03 - 11）［2020 - 12 - 01］. https：//github. com/google-research/bert.

［30］ Github. CLUEPretrainedModels［EB/OL］. （2020 - 01 - 09）［2020 - 12 - 01］. https：//github. com/CLUEbenchmark/CLUE/PretrainedMdels.

［31］ Github. bert-as-service［EB/OL］. （2019 - 03 - 14）［2020 - 12 - 01］. https：//github. com/hanxiao/bert-as-service.

第五章　面向跨院电子病历的临床术语整合

传统的工作模式下，临床医师书写电子病历中的诊断、手术操作等术语往往是根据教科书或临床经验，各医疗机构、各医师对同一疾病诊断、手术操作等的书写都略有差别。针对此类问题，诸多国内外机构为了对各种医疗服务信息正确报告和记录，方便对临床医疗数据的统计研究，制定了规范化和标准化的术语词表，代表性的如国际疾病分类（ICD）。本研究借助规范化的术语词表，开展针对真实电子病历数据中医师常用的临床术语的标准化映射研究，设计统一的术语描述和表示框架，将不同医疗机构、不同医师对于某一标准化临床术语的常用描述进行整合和表示，并构建面向临床的术语查询系统，有利于临床医学语言的统一，既有利于促进电子病历管理的标准化和结构化，也扩展电子病历在大数据方面的应用范围。

第一节　国内外临床术语整合机制

一、UMLS 超级叙词表术语整合机制

一体化医学语言系统（UMLS）是一个整合健康和生物医学领域词表和标准的大型知识组织系统，由美国国立医学图书馆（NLM）创建，目的是使信息系统能够理解生物医学领域同一概念的不同表达形式，克服相同概念分散于不同信息系统导致的诸多使用障碍。UMLS 试图在用户和信息资源之间建立具有相同知识内容的关联，UMLS 在国外已被广泛应用于医疗信息系统、病案系统、自然语言处理、文本自动标注、智能检索及搜索引擎等领域。

UMLS 通过整合两百多部术语集、分类体系和编码标准等相关资源，实现了多来源异构的信息资源的有效整合和统一表示，为用户提供了更有效、更便捷的生物医学信息系统和服务，为电子病历、科学文献、医学指南和公共卫生等各种不同功能的信息系统提供全面的数据支持和语义互操作。UMLS 由 3 个知识源

组成（图 5-1）：①超级叙词表（metathesaurus），是生物医学词表概念、术语、定义、关系等的广泛集成，包括 213 个来源词表，约 420 万个概念，约 1510 万个术语（2019AB 版）。②语义网（semantic network），为超级叙词表中的概念提供统一的组织和分类，并揭示概念之间的语义关系，由 127 个语义类型和 54 种语义关系组成。③专家词典（specialist lexicon）和词汇工具（lexical tools），是一套支持超级叙词表创建和更新的、面向自然语言处理的大型词典和 Java 软件工具集。

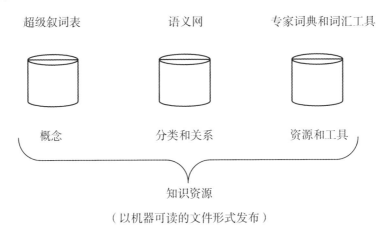

图 5-1　UMLS 知识资源组成

其中，超级叙词表以概念为中心整合与组织同义术语，所有来源词表中具有相同含义的术语组成了概念。概念具有 4 种标识符，即来源术语标识符（atom unique identifier，AUI）、概念名称字符串标识符（string unique identifier，SUI）、原形化术语标识符（lexicon unique identifier，LUI）和概念标识符（concept unique identifier，CUI）。基于 AUI-SUI-LUI-CUI 的组织模式使超级叙词表能够将不同来源表中表达相同概念的多条异形同义术语连同多种词形变体整合到一个单元（图 5-2）。

1. CUI　概念唯一标识符。一个概念可认为是一个意义（meaning），但一个意义通常有多种不同的表达形式。超级叙词表是按照概念（concept）来组织编排的。通过明确来源词表每个概念名称的确切含义，将来源于许多词表的同一概念的不同名称联系起来，是超级叙词表的主要目标。超级叙词表中每个概念都具有一个唯一的永久的概念标识符 CUI，相同 CUI 代表概念的同义词集合。

2. LUI　词项唯一标识符。英文概念名称依次经过去所有格、用空格代替标

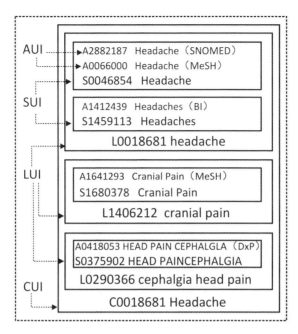

图 5‐2 UMLS 的概念标识符结构

点符号、去停用词、小写字母、生成并提取每个屈折变形词的原形、最后按字顺排序的原形化处理后的结果，称为"原形"。具有相同原形的所有概念名称，具有一个唯一的词项标识符 LUI，目的是将同一词项的各种词串变体形式连接到一起。同一个 LUI 可能跟多个 CUI 相连。

3. SUI 词串唯一标识符。字符大小写及符号完全相同的概念名称具有同一个唯一的词串标识符 SUI。相同 SUI 的概念名称，其词项标识符 LUI 亦相同。

4. AUI 原词唯一标识符。来源概念名称是构建超级叙词表的最基本单位，UMLS 为来自每个源词表中的所有概念名称都赋予一个永久的 AUI，相同词串的 AUI 被连接到同一个 SUI。

通过这样一个过程能将来自不同词表的多个表达形式整合在一起。为了实现这种概念的整合，UMLS 多词表整合过程采用的是计算机算法自动检测与人工审核相结合两个过程。计算机自动检测包括 Norm 原形化处理及 MetaMap 同义词扩充两个算法，目的是整合源词表中的同义概念；人工审核是指 UMLS 审核人员对计算机整合的概念、源词表中已归并概念的确认过程，通常包括歧义鉴别、概念合并与拆分等处理。

超级叙词表在整合来源词表中的同义关系的同时，保留和继承了来源词表中的术语的语义关系和属性。NLM 通过分析提取词表中的各种关系以及适当增加一些辅助关系,将这些语义关系归纳为 4 种类型,即常用关系、等级结构关系、共现关系和映射关系。其中,常用关系细分为广义(RB)、狭义(RN)、直接上位(PAR)、直接下位(CHD)、同位(SIB)、相关(RO)等 11 种关系,同时,超过 1/2 的通用关系带有附加关系标签(RELA),对关系进行更确切的描述;等级结构关系继承自来源表中建立概念等级结构的上下位关系;共现关系来自MEDLINE、AI/RHEUM、CCPSS 3 个外部信息源,通过计算两条术语在相同数据源中同时出现的频次而获得;映射关系大多存在于不同来源表的编码与标识符之间。超级叙词表的描述属性是概念及术语的特征信息,包括一般属性、定义属性和语义类型属性等。

UMLS 主要提供 3 种数据获取方式:①Web 浏览器获取,包括超级叙词表浏览器(metathesaurus browser)、语义网浏览器(semantic network browser)。②本地安装,利用 MetamorphoSys 工具,安装本地定制版本的 UMLS,可对UMLS 的资源进行获取和浏览。③Web 应用程序接口,支持用户应用系统调用UMLS 数据,包括 REST API 和 SOAP API 两种方式。

UMLS 作为一个庞大的生物医学术语集,为生物医学的研究和临床应用提供了大量的词表和标准,实现了不同数据系统之间的互操作。用户可以利用UMLS 开展新研究或对已有应用进行完善。目前,UMLS 在多个领域应用广泛,包括术语映射、自然语言处理、专业词表的编制、自动标引、医学专业搜索引擎构建,电子病历系统的创建、临床数据的获取等。

二、SNOMED CT 临床术语整合体系

系统化临床医学术语集(SNOMED CT)是由美国病理学会编著出版的当今世界上最庞大的医学术语集,是在美国病理学会编制的(Systemized Nomenclature of Medicine,Reference Terminology,SNOMED RT)与英国国家卫生服务部(National Health Service,NHS)编制的《临床术语集》第 3 版(Clinical Terms Version 3,CTV3)相互融合的基础上,经过扩充和结构重组而形成。

SNOMED CT 来源于著名病例学家 CoteRA 博士于 1965 年所提倡的 SNOP(systemized nomenclature of pathology)。SNOP 的目的是为病理学家提供医学信息存储、提取与交换的术语。1974 年 SNOP 更名为 SNOMED,此时其应用范围超出了病理学范畴。2000 年又进一步发展为 SNOMED RT,这是一种以概念为基础的医学参考术语集。2002 年 SNOMED RT 与英国的 CTV3 合并,并更名

为 SNOMED CT。SNOMED CT 集 SNOMED 在基础科学、实验室医学和特种医学在内的强势及 CTV3 术语有关初级护理的丰富功能做成果，成为多语种、包含内容最广泛的临床术语与信息编码系统。

SNOMED CT 的核心内容是概念、描述和关系。其中，概念表不仅收录了具有明确临床意义的术语的规范表达形式，而且还收录了表达概念之间关系的规范关系名称；描述表收集了各个概念的不同表达形式，对各种表达形式的用途进行了划分；关系表揭示了各个概念之间的语义关系。SNOMED CT 采取数字标识符来唯一地表达每一个概念、描述和关系，SNOMED CT 概念、描述和关系间的逻辑结构如图 5-3 所示。2020 年 1 月 31 日发布的 SNOMED CT 国际版包含 352 567 个概念，40 种语义类型和 65 种语义关系。

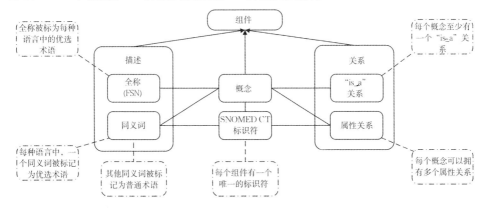

图 5-3 SNOMED CT 逻辑模型结构

概念是一个具有明确临床意义的标识，由一个唯一的数字标识符（ConceptID）表示。SNOMED CT 的概念可表示不同水平的临床对象，有非常笼统的，也有非常具体的。SNOMED CT 以人类可读的方式命名概念，每个概念包含一组术语集。SNOMED CT 依据现代西医学本体论疾病观对所有概念进行分类，共设 19 个顶级类，包括"身体结构""临床发现""环境或地理位置""事件""连接概念""观察对象""有机体""药物/生物制品""物理力""物理性物体""操作""限定值""记录人工制品""有明确上下文关系的情况""社会环境""特殊概念""标本""分期与分级""物质"。其中"临床发现"与"操作"是核心类，其他类为支持性类，较理想地覆盖了临床科研工作所需的概念种类，各类之间具有不同的逻辑关系，并通过"is_a"关系建立类之间的等级体系。

SNOMED CT 的概念共赋予了 40 种语义类型（表 5-1）。概念通过完全指定名称来表示，每一个概念的结尾都会在括号内标识概念的语义类别，以此来区分概念在不同语义环境下表示的不同含义。完全指定名称的构成形式如下所示：Tuberculosis（disorder）—肺结核（紊乱）、Uterine structure（body structure）—子宫结构（身体结构）。SNOMED CT 的每个概念通过纵向的层级结构和横向的语义类型构成了一个网状概念图，以此实现对每个概念内涵进行清晰准确的区分。

表 5-1   SNOMED CT 概念语义类型

语义类型（英文）	语义类型（中文）	语义类型（英文）	语义类型（中文）
body structure	身体结构	situation	情况
cell	细胞	disorder	紊乱
environment	环境	ethnic group	民族
event	事件	finding	发现
morphologic abnormality	形态异常	observable entity	观察实体
occupation	占领	organism	生物体
person	人	physical object	物理对象
procedure	处理	qualifier value	限定值
substance	物质	life style	生活方式
assessment scale	评估指标	attribute	属性
religion/philosophy	宗教/哲学	specimen	标本
physical force	物理力	geographic location	地理位置
tumor staging	肿瘤分期	product	产品
social concept	社会观念	staging scale	分期指标
cell structure	细胞结构	administrative concept	管理理念
regimen/therapy	养生/治疗	inactive concept	无效概念
namespace concept	名称概念	special concept	特殊概念
environment/location	环境/地点	racial group	种群
navigational concept	导航概念	linkage concept	连锁概念
record artifact	人工记录	link assertion	确定链接

SNOMED CT 提供 65 种语义关系，每一种关系都通过特定的属性（attribute）概念来表达，形成"概念1＋属性概念＋概念2"的三元组结构，不仅可以用来表达一个明确的临床意义，同时能够揭示出这两个概念间语义关系的具体内容，三元组结构中的"概念2"实质是对"概念1"的这种语义关系进行

的赋值。SNOMED CT 中的 65 种语义关系共划分为 4 种类型，包括定义（defining）、修饰限定（qualifying）、历史（historical）和附加（additional）。其中"定义"类关系是用来实现概念的"逻辑化"定义的。

　　SNOMED CT 的元数据框架中，包括核心表、历史机制、子集机制、交叉映射机制、扩展表、开发人员工具包和其他衍生工具。其中核心表包括SNOMED CT 的概念、描述和关系，概念表、描述表和关系表之间通过概念唯一标识符实现彼此连接。概念表中一条记录表示一个临床概念，其元数据包含概念 ID、概念状态、完全指定名称等。描述表中内容是分配给概念的名称或术语，分为完全指定名称、优选术语和同义词 3 种，其元数据包括描述 ID、概念 ID、术语名称等。以"心肌梗死"为例，其概念描述如图 5-4 所示。关系表则记录两个概念之间的关系，其元数据包括关系 ID、概念 ID、关系类型、概念 ID2 等。此外，交叉映射机制中提供了与 LOINC、ICD-9、MeSH 等词表的链接。

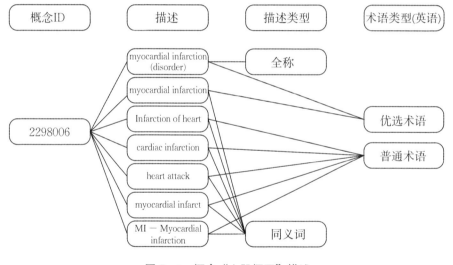

图 5-4　概念"心肌梗死"描述

　　从最初 SNOP 采用的 4 轴分类体系扩充到目前 SNOMED CT 的 19 轴分类体系，其用途也从满足以病理学术语为主体内容的分类和检索变为能够满足信息化时代临床信息系统的检索，数据汇聚，分析和交互共享，它的应用可使卫生保健知识更加易于获取，并应用于决策支持、统计报表、结果测量、公共卫生监督、卫生研究、成本分析等。目前，美国、加拿大、新西兰和澳大利亚等国家已经指定 SNOMED CT 作为临床信息系统的临床术语参考标准，有超过 80 个国家对SNOMED CT 开展了不同程度的应用，包括对其内容本身的建设和扩展以及应用 SNOMED CT 描述临床记录等。

第二节 跨院电子病历临床术语整合机制构建与实践

一、面向跨院电子病历的临床术语整合机制设计

参考 UMLS 术语整合机制，研究制定了面向跨院电子病历的临床术语整合机制，将第三章识别出的 5 种类型临床实体，以及第四章中完成的临床实体标准化映射关系通过系统编码的方法进行整合，实现不同医疗机构相同语义类型术语的统一管理。UMLS 的超级叙词表以概念为中心整合与组织同义术语，所有来源词表中具有相同含义的术语组成了概念，本节讨论的临床术语整合机制借鉴 UMLS 以概念为中心的整合思想，由于中文词语不具备英文词语的大小写及单复数变化，只保留了来源术语标识符（AUI）和概念标识符（CUI），基于"AUI - CUI"的组织模式整合不同来源中表达相同概念的多条异形同义术语。并且通过"术语—概念—亚目—类目—类别"模式展示词表的层级结构，使整合词表具备语义关系。

临床术语的整合机制为每一个术语赋予 12 个字段项（表 5 - 2），具体定义如下。

1. AUI 术语唯一标识符。每个不同来源的术语都有一个唯一的 AUI。

2. CUI 概念唯一标识符，同义词拥有相同的 CUI。

3. 术语（string） 术语字符串。

4. 术语来源（SAB） 不同字母代表不同的医疗机构。

5. 类别（type） 概念所属种类。疾病对应 ICD - 10 中的 19 大类；症状对应 ICD - 10 中的 12 大类；手术操作对应 ICD - 9 - CM - 3 中的 18 类；药物对应 ATC 中的 14 类；实验室检查对应检查影像编码中的 6 大类。

6. 概念名称（Concept） 概念中文名称。

7. 概念编码（ICD code） 概念对应的标准词表中的原始编码。

8. 亚目名称（ICD _ Sub） 概念对应的亚目名称。

9. 亚目编码（ICD _ Sub code） 概念对应的亚目编码。

10. 类目名称（ICD _ Cat） 概念对应的类目名称。

11. 类目编码（ICD _ Cat code） 概念对应的类目编码。

12. 同义词（SY） 需要根据 CUI 匹配，具有相同 CUI 的词是同义词。

表 5-2 跨院电子病历临床术语整合机制

概念表	疾病诊断	症状体征	手术操作	药物	实验室检查
AUI（术语标识）	A1+5 位数字	A2+5 位数字	A3+5 位数字	A4+5 位数字	A5+5 位数字
CUI（概念标识）	C1+5 位数字	C2+5 位数字	C3+5 位数字	C4+5 位数字	C5+5 位数字
String（术语）	基于不同医疗机构的电子病历识别出的术语				
SAB（术语来源）	字母代表不同医疗机构				
Type（类别）	19 类	12 类	18 类	14 类	6 类
Concept（概念名称）	与 ICD-10 国家临床版 2.0 的映射	与 ICD-10 国家临床版 2.0 的映射	与 ICD-9-CM-3 协和临床版的映射	与 ATC 编码-中文版 2013 的映射	与河南省健康档案-检查影像编码的映射
Concept_code（概念编码）					
Subject（亚目名称）					
Subject_code（亚目编码）					
Category（类目名称）					
Category_code（类目编码）					
SY（同义词）	映射至同一概念的术语集合				

二、面向跨院电子病历的临床术语查询管理系统

基于上节建立的临床术语整合机制，将通过第四章完成标准化映射的医疗实体按照整合机制进行统一编码和整合，形成面向临床的医学术语体系，共计 9055 个临床术语、2618 个医学概念，实现从临床自由书写术语到规范化术语标准的关联映射。借助 java 语言、Spring 框架开发基于跨院电子病历的临床术语的查询系统，使用 Hibernate 方法实现对数据库的增删改查操作，为术语体系的不断扩充和完善提供基础。基于跨院电子病历的临床术语的查询系统，为方便临床医师及医学信息研究者开展相关科学研究提供疾病、药物、检查等同义术语查

询，提供了便捷的检索途径，也为基于电子病历数据开展相关临床科学研究提供术语标准工具。电子病历临床术语检索系统首页见图 5-5。

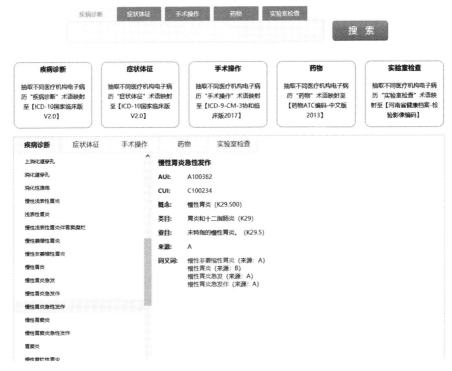

图 5-5　跨院电子病历临床术语查询系统

跨院电子病历临床术语查询系统集成了从 3 家不同医院、不同科室的电子病历中识别抽取的临床术语，包括疾病诊断、症状体征、手术操作、药物、实验室检查 5 种术语类型。每种类型的术语都通过同义词归并技术，映射到标准的术语词表中。系统主要功能如下：

1. 术语分类浏览　每一类术语可以通过左侧类别树结构进行术语的浏览，分为两层结构。

2. 术语查询　系统支持通过术语名称、AUI 在大搜框和类别搜索框进行术语的检索查询。右侧展示术语的详情，包括 AUI、CUI、概念名称、类目名称、亚目名称、术语来源以及同义词。点击同义词可实现快速定位跳转。

3. 术语管理　系统支持对术语的导入、增加、删除和修改功能，能够针对不同类型术语的下载查看。

参考文献

［1］National Library of Medicine. UMLS© Reference Manual ［EB/OL］. （2009 - 09 - 10）［2020 - 12 - 1］. https：//www. ncbi. nlm. nih. gov/books/ NBK9675/.

［2］National Library of Medicine. Unified Medical Language System ［EB/OL］. （2020 - 03 - 10）［2020 - 12 - 01］. https：//www. nlm. nih. gov/research/umls/index. html.

［3］李丹亚，李军莲. 医学知识组织系统 ［M］. 北京：科学出版社，2019.

［4］SNOMED CT. Five-step-briefing. ［EB/OL］. （2020 - 12 - 01）［2020 - 12 - 1］. http：//www. snomed. org/snomed-ct/five-step-briefing.

［5］夏光辉，李军莲，李晓瑛，等. SNOMED CT 概念关系表达与语义检索 ［J］. 医学信息学杂志，2017，38 （03）：49 - 53，58.

［6］钟伶，林丹红，林晓华. 临床医学系统术语 SNOMED CT 的特点及其应用 ［J］. 中华医学图书情报杂志，2007 （2）：58 - 60.

［7］中国医学科学院医学信息研究所. 跨院电子病历查询系统 ［EB/OL］. （2020 - 03 - 15）［2020 - 12 - 1］. http：//www. phoc. org. cn/emr-search/.

第六章　跨院电子病历的数据融合模型及数据标准构建

　　归纳总结目前电子病历信息模型的特点和适用性，基于 openEHR 双层模型理论和基础，探讨电子病历临床信息模型的构建方法和流程，以《WS 445.7—2014 电子病历基本数据集"第 7 部分：护理操作记录"中的病危（重）护理记录子集为素材，开展电子病历临床信息模型的构建案例示范；在卫生信息数据元和电子病历数据集标准的引导下，通过收集跨院专家意见、对跨院冠心病相关电子病历数据进行详尽的调研分析，设计电子病历数据标准体系框架，编制冠心病专科电子病历——入院记录数据集、数据元以及值域代码，为专科化电子病历的信息标准化建设提供借鉴和思路。

第一节　临床信息模型

　　临床信息模型用于明确如何组织、表达、管理和使用医疗信息，其中涉及领域概念、数据元素、关系表达、数据结构和术语，表达临床信息语义互操作所需的语义和领域语义。目前在国内外被广泛研究和应用的医疗信息模型包括 HL7 EHR 互操作模型、openEHR 分层信息模型以及 OHDSI CDM 通用数据模型以及我国卫生部门制定的电子病历临床文档信息模型。

一、电子病历临床文档信息模型

　　信息模型是对所有被描述对象共同特征属性的抽象描述，用于规定信息间的结构和关系，具有稳定性和通用性，且独立于任何具体的信息系统。临床文档信息模型的作用是为电子病历中不同来源和用途的业务活动记录（即临床文档），建立一个标准化的数据表达模式和信息分类框架，实现临床文档的结构化表达和数据元的科学归档，并方便电子病历信息利用者的快速理解和共享。《电子病历基本架构与数据标准（试行）》中将临床文档分为文档头和文档体两部分（图 6 - 1）：

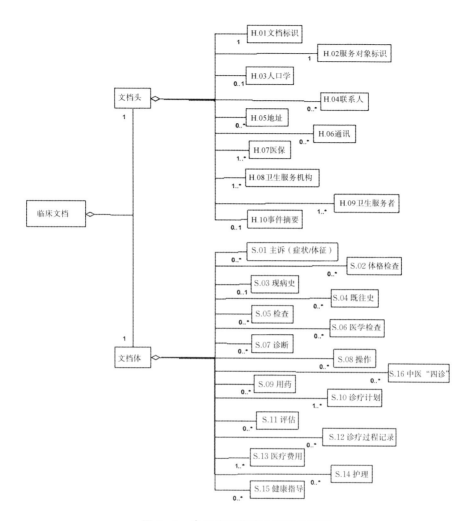

图 6‑1　电子病历临床文档信息模型

其中文档头主要为临床文档中的各类标识信息，如文档标识、服务对象标识、服务提供者标识等。文档头可理解为临床文档的元数据，用于临床文档跨机构交换与共享时的标识、定位和管理。文档体是临床文档的具体记录内容，包含临床语境。文档头和文档体分别由承担不同角色和作用的数据组构成，数据组为两级嵌套结构，规范制定了文档头包括数据组 12 个，其中一级数据组 10 个，二级数据组 2 个；文档体包括数据组 64 个，其中一级数据组 16 个，二级数据组 48 个，并制定了不同的临床文档模板来适应电子病历相关业务活动。电子病历临床文档信息模型以及模板的发布规范了医疗机构电子病历文档的数据共享。

二、openEHR 模型

openEHR 基金是个独立的非营利的机构，由伦敦大学学院（University College London）和澳大利亚海洋信息学有限公司（Ocean Informatics Pty Ltd）创建，主要致力于开发公开、交互的卫生信息处理平台。openEHR 制定了关于电子健康记录内容及传输的一套规范，包括 EHR 需求、架构规范、应用技术规范以及一致性规范。openEHR 模型将临床信息的基本信息结构同领域知识进行了分离，分别用参考模型和原型模型两层不同的架构进行表示，从而完整地表达临床业务数据，在此基础上构建服务模型，以应用程序的方式提供信息服务（图6 - 2）。

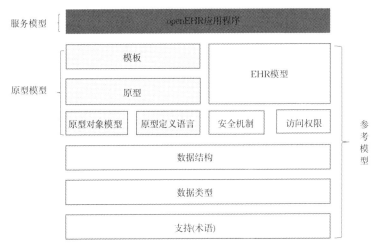

图 6 - 2　openEHR 模型的组织结构

参考模型（Reference Model，RM）是依据医疗健康信息需求和经验，对医学领域内通用概念的统一描述和展示，具有高度抽象性和结构的稳定性。参考模型包括数据结构（data structure）、文件夹（folder）、组合（composition）、段和条目等组件。条目包含管理（admin entry）和医疗保健（care entry）两大类，医疗保健又进一步分为观察（observation）、评估（evaluation）、指导（instruction）和活动（action）4 个子类。图 6 - 2 展示了 openEHR 参考模型的详细结构和内容。原型模型（archetype model，AM）用来描述医学领域内特定的概念，是对参考模型中通用概念进行特例化的约束规则，包括原型和模板两部分。原型通过对参考模型添加约束的方式来定义临床内容，表达领域知识；模板通过对原型的约束和定制，满足实际应用需求。

因为两水平模型能够很好地将模型中的概念与知识分开，不但具有很好的稳定性，还能兼顾灵活性，所以已经有很多机构基于 openEHR 模型开发自己的电子病历系统。在区域人口健康信息平台方面，浙江大学与中兴网信基于"openE-HR＋HL7"研发的人口健康信息平台系统目前已在广西梧州市人口健康信息平台上进行应用，并已通过国家卫生健康委员会互联互通四级测评；在心脑血管疾病方面，依托国家"十三五"重大慢病防控研究专项课题，基于 openEHR 建立了国家级的心血管疾病注册数据库，由解放军总医院以及包括浙江大学邵逸夫医院等在内的 16 家医院共同参与。同时，该项目还与同样基于 openEHR 的新西兰心血管注册数据库开展跨国联合研究，充分发挥了 openEHR 在跨平台信息互操作上的技术优势。

三、OHDSI CDM 模型

通用数据模型 CDM 是由"观察性健康医疗数据科学与信息学研究（OHD-SI）"计划项目组开发的一套具有统一标准的数据模型，规范观察性数据的格式和内容，目的是将不同的观测数据库包含的数据转换为通用格式以及共同的表示（术语、词汇表、编码方案），然后使用一个标准化数据库进行系统分析。CMD 目前已经发展到第 5 版，其通用数据模型包含了标准化词汇表、标准化元数据、标准化临床数据表、标准化健康系统数据表、标准化健康经济表和标准化派生元素 6 大类共 39 张表。CDM 标准化词汇表中包含的标准化概念按照一定的约束规则从部分国际词通用或专业术语标准中提取，如 SNOMED CT、RxNorm、LOINC，也存在为了覆盖观测数据分析的多种需要而定制的标准化概念。而诸如 ICD、MeSH、ETC 等近 50 个国际通用但是没有被 CDM 采纳为标准概念的术语表，CDM 为每一个国际术语标准提供了一套详细的规则和映射标准，帮助研究者在需要时转化为满足要求的标准概念以便开展后续大规模的数据分析工作。

尽管目前诸多医疗机构都建立了一系列医疗信息系统，如 HIS、EMR、LIS 等，来存储患者的各种观察性数据，但不同的系统收集用户数据的目的和用途不同，产生了不同的逻辑组织和物理格式，用于描述医药产品和临床条件的术语也因来源而异。没有单一的观察性数据来源能够提供患者在接受医疗保健服务时积累的临床数据全面视图，无法满足跨系统、跨医院、跨区域的大规模合作型研究需求，因此需要使用 CDM 所定义的通用数据标准同时评估和分析多个数据源。CDM 支持不同来源的观察性数据，通过数据的抽取、转换和加载（extraction-transformation-loading，ELT）过程形成标准化的数据结构，其基本原理和设计框架如图 6 - 3 所示，使得从事不同业务、开展不同研究、拥有不同数据特征的机构向 OHDSI 提交的数据更加一致和标准，利于数据存储和后期的大规模使用。

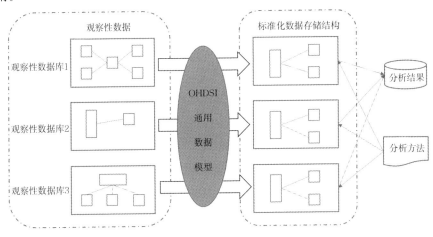

图 6 - 3   OHDSI CDM 通用数据模型

分析可见，几种医疗信息模型在解决各自针对的特定问题时都展现了其优势，并获得了一定程度的领域认可，电子病历临床文档信息模型支持基于消息和文档实现医疗信息的结构化、模板化，OHDSI CDM 模型在基于队列数据管理和跨机构医疗数据统计分析方面发挥了重要作用，openEHR 模型则更利于面向电子健康档案的数据整合管理。

第二节   基于 openEHR 的电子病历信息模型构建

一、基于 openEHR 的电子病历信息模型构建方法

为了解决数据标准缺乏完备性电子病历信息模型支持，导致电子病历数据互操作程度不足等问题，部分国内相关学者开展了基于 openEHR 的电子病历信息模型构建方法研究。闵令通等人基于 openEHR 模型提出了电子病历信息模型构建方法，并组建了专家团队，构建了一套覆盖电子病历系统中数据内容的标准原型，在实际应用中进行了效果验证；张旭峰等人讨论了如何结合 openEHR 规范和卫生部门发布的个人健康档案试行标准，建立符合中国规范的个人健康档案框架，并给出了通用建模方法；李为等人从 openEHR 模型入手，研究了处方信息

特征和组成结构，基于我国电子病历基本数据集规范以及原型库中处方原型、用药医嘱原型建立了西医处方的 openEHR 模板；陈泽梅等人则是在前人研究的基础上，构建了一个可以指导专家直接进行模型构建的实践指南，同时开发了协同建模工具。

结合上述国内已有的研究成果，总结基于 openEHR 的电子病历信息模型构建方法及步骤如下：

1. 需求调研　这一步骤的目的是明确要用原型表达哪些内容。要组建跨区域、跨机构的专家团队，确定和建模范围（要对什么建模）。如选定心内科所有门诊和住院要记录的信息作为建模范围。

2. 数据项范围明确　此步骤需要进一步细化建模需求，要明确模型中需要具体记录的数据项。建议建模团队参考相关的国家标准和医疗知识。首先要通过收集报告单、表单或依据医疗机构现有数据库来明确现有的数据项，然后参考国家标准、行业规范或临床经验进行补充，例如《电子病历基本数据集》。

3. 概念抽象与设计　基于领域本体中定义的领域概念，由专家团队结合上述步骤中获得的电子病历概念发现结果和对应的数据元素集进行领域概念设计。确定领域概念设计后，参考国家卫生信息数据元和电子病历相关标准进行数据元素的正规化，对数据元素的值域、编码值等进行定义和约束。

4. 电子病历原型开发、审核发布　在原型开发阶段，基于 HMC 在线协同建模工具进行协同构建，并通过对领域概念和信息表达的审核对原型的质量进行把控，可以选择已有原型的重用和修改，也可以进行新建。

二、电子病历临床信息模型构建实践——以"病危（重）护理记录"为例

本节对上文电子病历信息模型构建方法进行举例实践，通过对较为简单的电子病历记录子集进行模型构建，为今后大规模电子病历信息模型的构建提供借鉴。选取国家卫生行业标准《WS 445.7—2014 电子病历基本数据集》"第 7 部分：护理操作记录"中的病危（重）护理记录子集作为建模素材，具有明确的建模需求和数据元范围。该数据子集中数据元种类丰富，包含检查、操作、诊断、管理信息和人口统计学信息，并且数据量适中，共 29 个数据元，涵盖了普通字符、编码字符、数值、日期等常用数据类型，较为适合进行举例实践。

依据上文总结的建模方法，由建模人员从 29 个数据元中抽取概念，按照"完整、独立、有意义"的基本要求，抽象得到的概念与原始数据项的对应关系如表 6-1 所示。

表 6 - 1   抽象出的概念与数据元的对应

概　念	数据元
患者信息	患者姓名、性别代码、年龄（岁）、年龄（月）
就诊信息	住院号、科室名称、病区名称、病房号、病床号
护理信息	护理等级代码、护理类型代码、护士签名、签名日期
过敏史	过敏史
患者疾病诊断	疾病诊断编码
体重	体重
体温	体温
心率	心率
呼吸频率	呼吸频率
血压	收缩压，舒张压
血糖	血糖检测值
饮食情况	饮食情况代码
护理观察	护理观察项目名称、护理观察结果
护理操作	护理操作名称、护理操作项目类目名称、护理操作结果
呼吸机监护	呼吸机监护项目

　　得到概念后，根据临床经验知识以及《电子病历基本架构与数据标准（试行）》《卫生信息数据元标准》等数据标准对概念的属性进行补充。如图 6 - 4 所示，基于《电子病历临床文档数据组与数据元（试行）》中有关过敏的数据元对"过敏史"概念进行属性补充示例。

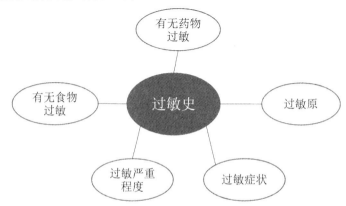

图 6 - 4　"过敏史"概念属性补充示例

表 6-2 所示是对所有抽象概念的属性补充结果：

表 6-2 概念与概念属性

概　念	属　性
患者信息	患者姓名、性别代码、年龄（岁）、年龄（月）
就诊信息	住院号、科室名称、病区名称、病房号、病床号、入院日期
护理信息	护理等级代码、护理类型代码、护士签名、签名日期
过敏史	有无食物过敏、有无药物过敏、过敏原、过敏症状、过敏病情、过敏严重程度
患者疾病诊断	诊断名称、诊断编码、诊断类型代码
体重	体重
体温	温度、身体部位、采集方式、设备
心率	心率、身体部位、采集方式、设备
呼吸	呼吸频率、采集方式、设备
血压	收缩压、舒张压、身体部位、方法、采集设备
血糖	血糖检测值、测量时间段
饮食情况	饮食情况代码、进食方法
护理观察	护理观察项目名称、护理观察结果
护理操作	护理操作名称、护理操作项目类目名称、护理操作结果
呼吸机监护	有无呼吸机监护、呼吸机监护项目名称、呼吸机监护项目描述

在确定了概念之后，根据概念的类型就可以得知概念对应的原型类型。例如，对于概念"血压"属于观察类型的原型，对应的原型类型就是 EHR 类型中的 Observation 类型。健康建模联盟（HMC）是由 openEHR China 团队开发部署的开放的原型协作平台，用以促进原型的协同构建、共享和重用。在 HMC 平台中检索并查看已有的公开 EHR 原型，根据本案例中归纳的概念进行原型的筛选，比较本案例的概念名称与已有原型的领域概念名称、概念对应的原型类型与已有原型的类型、概念的属性信息和已有原型的属性，并决定是否复用、新建等。本案例在检索已有原型后的构建情况如表 6-3 所示，一共复用了原型 7 个，扩展原型 3 个，新建原型 5 个。

表 6 - 3　　　　　　　　基于已有原型的病危（重）护理记录原型构建

操　作	概念与对应的原型
复用	体重 openEHR - EHR - OBSERVATION. body _ weight. v2
复用	体温 openEHR - EHR - OBSERVATION. body _ temperature. v2
复用	脉冲/心跳 openEHR - EHR - OBSERVATION. pulse. v1
复用	血压 openEHR - EHR - OBSERVATION. blood _ pressure. v2
复用	血糖测试结果 openEHR - EHR - OBSERVATION. pathology _ test - blood _ glu- cose. v1
复用	呼吸 openEHR - EHR - OBSERVATION. respiration. v2
复用	呼吸机监护 openEHR - EHR - CLUSTER. ventilator _ settings2. v0
扩展	患者信息 openEHR - EHR - ADMIN _ ENTRY. person. v1
扩展	患者就诊信息 openEHR - EHR - ADMIN _ ENTRY. Patient _ Admission. v2
扩展	患者诊断 openEHR - EHR - EVALUATION. problem _ diagnosis. v1
新建	过敏史 openEHR - EHR - OBSERVATION. allergic _ history
新建	饮食情况 openEHR - EHR - OBSERVATION. diet
新建	患者护理信息 openEHR - EHR - ADMIN _ ENTRY. Patient _ nursing
新建	护理观察 openEHR - EHR - OBSERVATION. nursing _ observation
新建	护理操作 openEHR - EHR - ACTION. nursing _ procedures

　　由此可见，目前公开的 openEHR 原型中已有大量可复用的观察类原型，包括各种常规检查。但对于部分已有原型，是在基于国外电子健康档案基础上构建的，可能不太符合国内电子病历应用的情况，需要根据概念的元数据以及属性进行调整。例如已有的"openEHR - EHR - ADMIN _ ENTRY. person. v1"原型中，定义了多种患者人口学信息，但却缺少年龄的定义，需要我们在此原型的基础上进行补充；"openEHR - EHR - EVALUATION. problem _ diagnosis. v1"原型中包含了"diagnosis name"的属性，但是我国电子病历中疾病的诊断需要对应到疾病诊断编码中，因此需要进行关键属性的补充，并将其值域定义在疾病编码表中。

　　在完成原型的构建后需要由审核人员对原型所描述的概念、包含的属性以及属性的值域是否正确进行审核并发布。

第三节　跨院电子病历数据标准构建实践

随着医疗信息技术的不断发展，越来越多的医疗信息系统在实际的医疗服务场景中发挥着重要作用，同时积累了大量的电子化医疗数据，为基于真实医疗数据开展科学研究提供了基础。数据分析技术的发展及分析工具的出现，降低了数据的使用门槛，使得临床人员开展基于医疗数据的科学研究成为可能。在实际的科学研究中，往往是以疾病为中心开展对临床数据的分析、挖掘和利用。而实现专病临床数据有效利用的前提就是能够对专病数据进行高质量的收集和整合。不同的医疗机构采用不同的数据元素、数据结构和组织方式收集专病临床数据，但由于目前缺乏数据标准导致的医疗机构的专病科研数据难以共享。考虑到大数据应用的特点，专病科研数据共享设计的电子病历数据源会越来越多、内容会越来越复杂、语义要求会越来越高，需要一套标准构建流程来支持专病数据融合与语义互操作。

冠状动脉粥样硬化性心脏病简称冠心病（CHD），随着人口老龄化以及饮食结构、环境变化等因素影响，我国冠心病的发病率呈现逐年增长的趋势，2013年统计发病率为 10.2%，是常见且高发的心血管疾病之一，各大医院对于冠心病患者的接诊人数逐渐增多，积累了大量的医疗数据。选择以冠心病为范例，探讨专病电子病历数据标准的构建方法。首先由心血管病专科主治医师、医学信息学专业人员以及病案编码人员构成需求分析团队。除了从上文中提到的 3 家综合性三甲医院的电子病历系统提取心脏内科部分诊断为"冠心病"的患者入院记录电子病历文本外，为了更全面地了解专科电子病历的特征，另外可选取某三甲医院的心血管病专科医院的"冠心病"电子病历模板为补充，共同进行分析比较，确定数据元构建。

一、需求分析

首先对不同医疗机构诊断为"冠心病"患者的电子病历文档内容进行初步地整理和分类，并按照信息类别进行汇总，比较不同机构在电子病历结构化程度以及数据元方面的异同。基于国家卫生行业标准《电子病历基本数据集》中"第12 部分 入院记录"中所列举的西医相关数据元为基准，对 4 家医院入院记录中的数据元进行提取，结果如表 6-4 所示。从分析结果可以看出，4 所不同类型和地区的医疗机构的入院记录的主要数据组中如服务对象标识、人口学、主诉、现病史、体格检查等中的数据元基本与标准一致，主要有以下几点结论：

1. 部分医院的基本数据元存在缺失　乡镇二级医院的部分地址信息数据元缺失，其中三家医院的患者体格检查都缺少"身高"和"体重"两项。

2. 医院根据实际需求新增或删减部分数据元　医疗机构新增的数据元信息见表6-5，可以看出患者联系方式以及联系人的信息是三甲医院比较关注的，方便进行后期的患者追踪随访；"放射线毒物接触史""精神创伤史"也被医疗机构作为既往史考察的重要数据元。而大部分医院在入院记录中只保留了"入院诊断顺位"或"初步诊断"，由于实际诊疗过程的限制，"修正诊断""确定诊断"和"补充诊断"等数据元并没有实际应用。

3. 专科医院电子病历专病化特征明显，体现更多疾病细节　相较于综合医院，心血管病专科医院针对常见疾病，在原有入院记录数据集的基础上，将心血管疾病相关的数据元进行更深层次的拆解，体现更多专病的信息。如将疾病史中如冠心病史、陈旧心肌梗死病史、既往介入治疗史、心律失常史、心力衰竭史、高血压史等心血管相关疾病单独列出，考察每一种疾病的发病时间、程度、治疗药物及方法等进行更加具体和结构化的记录。

4. 相同的数据元，不同医疗记录的详尽程度不同　如"现病史"数据元内容，有的医院会对既往的诊疗过程、服用药物和治疗方法进行详细的描述，但有的医疗机构只描述此次发病的起因和经过；大多数医院只记录"舒张压/收缩压"的数值，有的医疗机构会对测量的体位进行记录。

表6-4　　　　　　　　　　各医疗机构入院记录数据元对照表

数据元	综合三甲A	综合三甲B	乡镇二级	专科三甲
住院号	√	√	√	√
病区名称	√	√	—	√
科室名称	√	√	√	√
病房号	√	√	√	√
病床号	√	√	√	√
患者姓名	√	√	√	√
入院日期	√	√	√	√
性别代码	√	√	√	√
年龄/岁	√	√	√	√
年龄/月	—			

续表 1

数据元	综合三甲 A	综合三甲 B	乡镇二级	专科三甲
职业类别代码	√	√	√	√
民族	√	√	√	√
婚姻状况代码	√	√	√	√
地址—省	√	√	—	√
地址—市	√	√	—	√
地址—县	√	√	√	√
地址—乡	√	√	√	√
地址—村	√	√	√	√
门牌号码	√	√	—	√
病史陈述者姓名	√	√	√	√
病史陈述者与患者关系	√	√	√	√
陈述可靠标志	√	√	√	√
主诉	√	√	√	√
现病史	√	√	√	√
一般健康状况标志	√	√	√	√
疾病史	√	√	√	√
传染性标识	√	√	√	√
传染病史	√	√	√	√
预防接种史	√	√	√	√
手术史	√	√	√	√
输血史	√	√	√	√
过敏史	√	√	√	√
个人史	√	√	√	√
婚育史	√	√	√	√
月经史	√	√	√	√
家族史	√	√	√	√
体格检查—体温	√	√	√	√
体格检查—脉率	√	√	√	√

续表 2

数据元	综合三甲 A	综合三甲 B	乡镇二级	专科三甲
体格检查—呼吸	√	√	√	√
体格检查—收缩压	√	√	√	√
体格检查—舒张压	√	√	√	√
体格检查—身高	—	—	—	√
体格检查—体重	—	—	—	√
体格检查——一般状况检查	√	√	√	√
体格检查—皮肤和黏膜检查结果	√	√	√	√
体格检查—全身浅表淋巴结检查结果	√	√	√	√
体格检查—头部及其器官检查结果	√	√	√	√
体格检查—颈部检查结果	√	√	√	√
体格检查—胸部检查结果	√	√	√	√
体格检查—腹部检查结果	√	√	√	√
体格检查—肛门指诊检查结果描述	√	√	√	√
体格检查—外生殖器检查结果	√	√	√	√
体格检查—脊柱检查结果	√	√	√	√
体格检查—四肢检查结果	√	√	√	√
体格检查—神经系统检查结果	√	√	√	√
专科情况	√	√	√	√
辅助检查	√	√	√	√
初步诊断—名称	—	√	—	—
初步诊断—诊断编码				
初步诊断—诊断日期				
修正诊断—名称	—	—	—	—
修正诊断—诊断编码				
修正诊断—诊断日期	—	—	—	—
确定诊断—名称	—	—	—	—
确定诊断—诊断编码	—	—	—	—
确定诊断—诊断日期	—	—	—	—

续表 3

数据元	综合三甲 A	综合三甲 B	乡镇二级	专科三甲
补充诊断—名称	—	—	—	—
补充诊断—诊断编码	—	—	—	—
补充诊断—诊断日期	—	—	—	—
入院诊断顺位	√	—	√	√
接诊医师签名	—	—	—	—
住院医师签名	√	—	—	√
主治医师签名	√	—	√	√
主任医师签名	—	√	—	—

表 6-5 　　　　　　　　**各医疗机构入院记录新增数据元**

数据元	综合三甲 A	综合三甲 B	乡镇二级	专科三甲
患者本人联系电话	√	√	—	√
联系人姓名	√	√	—	√
联系人电话	√	√	—	√
联系人地址	√	√	—	√
联系人与患者关系	√	√	—	√
精神创伤史	—	—	√	—
放射线及毒物接触史	√	√	√	√
门急诊诊断				√
治疗意见	—	—	√	—

通过对不同机构入院记录的数据元及结构信息的对比分析，国家标准仅仅是规定了电子病历数据集的基本数据元，仅仅依据标准构造出的病历可能存在重点不突出、细节不详尽等问题，并不能完全符合专科专病的临床实际需求。同时，由于数据元描述的概括性，各医疗机构在实施的时候记录详尽程度不同，无法真正做到规范统一。因此，在对专病电子病历数据标准构建的过程中需要考虑专病的特征，尽可能对专病关注的关键诊断指标、检查指标、症状标识等数据元进行细化。同时，为了避免后续由于术语表达不规范造成的语义不一致现象，尽可能对数据元的值域通过代码表的形式进行约束。

二、数据标准构建——以"冠心病"电子病历数据集为例

2018 年中国卫生信息与健康医疗大数据学会发布了《专科电子病历数据集编制规范》，对专科电子病历数据集的元数据描述、数据集标识符编码规则、数据元属性以及描述规则、基本架构等进行了约定。依据团体标准以及《电子病历基本数据集第 12 部分　入院记录》的基本框架，冠心病专科电子病历—入院记录数据集标准的主要内容包括：范围、规范性引用文件、术语和定义、数据集元数据属性、数据元公共属性、数据元专用属性、数据元值域代码表、附录以及数据元索引 9 大部分。其中，依据已有标准中对入院记录的业务划分，将其分为 24 小时入院记录和入院记录两部分，共构建 19 个数据元子集（图 6 - 5）。

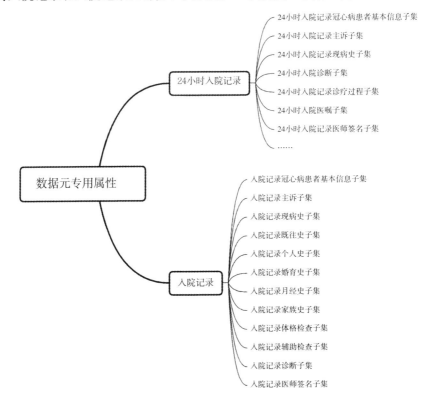

图 6 - 5　冠心病电子病历——入院记录数据元专用属性子集

基于需求调研的分析结果，专病电子病历数据元的定义需要结合疾病特征和专业知识进行细化，因此，在引用《电子病历临床文档数据组与数据元（试行）》《卫生信息元目录》《电子病历基本数据集》标准中通用数据元的基础上，参考心血管病领域专家意见、《稳定性冠心病诊断与治疗指南》《2020 ESC Guidelines for the management of acute coronary syndromes in patients presenting without persistent ST-segment elevation》等专科临床指南中冠心病的鉴别诊断相关知识，同时结合多家医疗机构冠心病电子病历中的相关描述，新增了大量冠心病专业特色数据元，如现病史中增加"冠心病药物代码""药物剂量""冠心病相关检查项目代码""心绞痛分型"等。除此之外，针对跨机构电子病历需求分析所反应的通用数据元描述详尽程度不一的问题，我们也通过调研和专家意见进行扩充，例如"收缩压"，将其细化为"左臂收缩压"和"右臂收缩压"两个数据元，进一步进行规范性约束。本数据集标准共构建了182个数据元，包含扩展后的通用数据元120个，冠心病相关特色数据元62个。入院记录部分数据元分类架构如图6-6所示。

同时，对冠心病特色数据元进行规范化定义，建立语义清晰的数据元素集合，包括数据元的定义、数据类型、长度、语义、允许值、值域代码等。对于描述同一个对象的多个数据元，将其整理成具备完整语义结构的数据表，便于医疗机构构建电子病历结构化模板进行参考，同时也为后期数据元的语义融合提供基础。例如将现病史中的"冠心病药物代码""药物剂量""药物剂量单位""药物使用频率""用药途径""使用药物开始日期""使用药物结束日期""药物不良反应"8个对既往使用冠心病相关药物的数据元进行语义集合，并结合常用药物，构建药物信息数据表如表6-6所示。

表6-6　　　　　　　　现病史既往使用冠心病药物信息数据表

药物名称	药物剂量	药物剂量单位	药物使用频率	用药途径	使用药物开始日期	药物结束日期	药物不良反应
阿司匹林	N3..5	①μg；②mg；③g	B3	WS 364.12—2011 表2 CV06.00.102 用药途径代码表	D8	D8	A..40
氯吡格雷	N3..5	①μg；②mg；③g	B3	WS 364.12—2011 表2 CV06.00.102 用药途径代码表	D8	D8	A..40

续表

药物名称	药物剂量	药物剂量单位	药物使用频率	用药途径	使用药物开始日期	药物结束日期	药物不良反应
替格瑞洛	N3..5	①μg；②mg；③g	B3	WS 364.12—2011 表2 CV06.00.102 用药途径代码表	D8	D8	A..40
利伐沙班	N3..5	①μg；②mg；③g	B3	WS 364.12—2011 表2 CV06.00.102 用药途径代码表	D8	D8	A..40
华法林	N3..5	①μg；②mg；③g	B3	WS 364.12—2011 表2 CV06.00.102 用药途径代码表	D8	D8	A..40
阿托伐他汀	N3..5	①μg；②mg；③g	B3	WS 364.12—2011 表2 CV06.00.102 用药途径代码表	D8	D8	A..40
瑞舒伐他汀	N3..5	①μg；②mg；③g	B3	WS 364.12—2011 表2 CV06.00.102 用药途径代码表	D8	D8	A..40

同时，为了尽可能规避实际应用中医师术语书写不一致的现象，在定义数据元的值域时，除了通用数据元对电子病历数据标准中的值域代码表进行引用外，对于冠心病相关的常见症状、药物、检查、检验以及诊断分级都参考专家意见和临床指南进行了值域代码表的设计，共完成了 15 张数据元值域代码表（图 6 - 7）。并且对症状、药物两项值域代码中的值进行了术语标准的关联，每一个代码都可以直接映射至 ICD - 10 或者 ATC 药物术语标准中，方便后期数据的整合利用。

在卫生信息数据元和电子病历数据集标准的引导下，通过收集跨院专家意见，对跨院冠心病相关电子病历数据进行详尽的调研分析，设计了电子病历数据

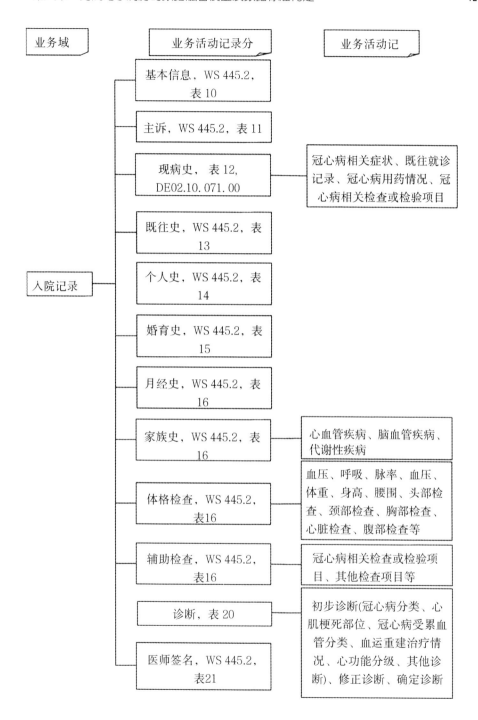

图 6 - 6　冠心病电子病历——入院记录数据元分类架构图

7.1 CV001.10.01 地址类别代码

7.2 CV001.10.02 冠心病相关症状代码表

7.3 CV001.10.03 时间单位

7.4 CV001.10.04 冠心病药物代码表

7.5 CV001.10.05 冠心病相关检验项目代码表

7.6 CV001.10.06 冠心病其他相关检验项目结果值单位代码表

7.7 CV001.10.07 冠心病相关检查项目代码表

7.8 CV001.10.08 冠心病分类代码表

7.9 CV001.10.09 心肌梗死部位代码表

7.10 CV001.10.10 冠心病受累血管分类代码表

7.11 CV001.10.11 心功能分级代码表

7.12 CV001.10.12 饮食指导代码表

7.13 CV001.10.13 心肌梗死血运重建方式

7.14 CV001.10.14 冠脉介入治疗部位

7.15 CV001.10.15 心绞痛程度分级

图 6-7 数据元值域代码表

标准体系框架，编制了冠心病专科电子病历-入院记录数据集、数据元以及值域
代码，为专科化电子病历的信息标准化建设，实现统一高效和互联互通提供借鉴
和思路。

参考文献

[1] 曾蕾，姚志洪，刘雷. 双模型健康档案标准 openEHR [J]. 中国医疗设备，2010，25
(3)：7-10.

[2] openEHR. openEHR specifications [EB/OL]. (2019-03-14) [2020-12-01].
https://specification-s. openehr. org/.

[3] openEHR. openEHR introduction [EB/OL]. (2019-03-14) [2020-12-01].
http://openehr. org. cn/introduction. jsp.

[4] openEHR. openEHR item _ text [EB/OL]. (2019-03-14) [2020-12-01].
http://openehr. org. cn/item _ text. jsp? itemID=43.

[5] Erica Voss. Data Model Conventions [EB/OL]. (2022-10-19) [2020-12-01].
https://github. com/OHDSI/CmmonDataModel/wiki/Data-Model-Conventions.

[6] openEHR China. Health Modeling Collaboration [EB/OL]. (2016-04-26) [2020-
12-01]. http://hmc. openehr. org. cn/

［7］Overhage JM，Ryan PB，Reich CG，et al. Validation of a common data model for active safety surveillance research ［J］. J Am Med Inform Assoc，2012，19（1）：54 - 60.

［8］国家卫生健康委员会. WS 445.7—2014 电子病历基本数据集［EB/OL］.（2014 - 06 - 20）［2020 - 12 - 01］. http：//www. nhc. gov. cn/wjw/s9497/201406/64940eb79803460aa147d0c14c5074af. shtml.

［9］国家卫生健康委员会. WS WS363.5—2011 卫生信息数据元目录［EB/OL］.（2011 - 08 -29）［2020- 12 - 01］. http：//www. nhc. gov. cn/wjw/s9497/201108/52745. shtml.

［10］国家卫生健康委员会. 卫生部、国家中医药管理局关于印发《电子病历基本架构与数据标准（试行）》的通知［EB/OL］.（2019 - 12 - 31）［2020 - 12 - 01］. http：//www. nhc. gov. cn/mohwsbwstjxxzx/s8553/200912/45414. shtml

［11］闵令通. 医疗信息分层模型研究与实践［D］. 杭州：浙江大学，2019.

［12］张旭峰，姚志洪. 基于 openEHR 的个人健康档案建模［J］. 计算机应用与软件，2013，30（5）：71 - 72，111.

［13］李为，沈丽宁，熊冰，等. 基于 openEHR 模型的处方结构化模板构建探讨［J］. 中国卫生信息管理杂志，2018，15（3）：270 - 277.

［14］陈泽海. openEHR 医疗信息建模实践指南与协同工具开发［D］. 杭州：浙江大学，2017.

［15］《心肺血管病杂志》编辑部. 中国心血管健康与疾病报告 2019［J］. 心肺血管病杂志，2020，39（9）：1145 - 1156.

［16］王斌，李毅，韩雅玲. 稳定性冠心病诊断与治疗指南［J］. 中华心血管病杂志，2018，46（9）：680 - 694.

［17］COLLET J P，THIELE H，BARBATO E，et al. 2020 ESC Guidelines for the management of acute coronary syndromes in patients presenting without persistent ST-segment elevation ［J］. European Heart Journal：The Journal of the European Society of Cardiology，2021，42（14）：1289 - 1367.

第七章　　未来展望

第一节　　研究总结

随着大数据技术的不断发展，医疗信息化建设的不断加快，以及临床和档案信息管理需求的激增，电子病历已成为医院信息管理的一个核心。电子病历标准化有助于引导整个电子病历产业往规范化方向发展，使电子病历产业中不同角色有了共同的认知参照基础，并使电子病历数据质量得到提升。当前，国内电子病历数据仍在存储格式、框架结构、描述方式等方面存在差异，数据的统一表示、关联和集成也存在各种问题。医师临床实践以及不同专科、病种对数据的表现形式差别很大，电子病历在自由文本的表达方式和语言风格不尽相同。同时，医学知识概念庞大复杂，电子病历的数据内容也复杂多样。此外，电子病历数据还存在质量参差不齐，使用过程中出现损坏与丢失，数据被篡改等问题。电子病历的数据整合以及标准化是实现医疗信息数据互联互通、医疗大数据深层次利用的关键。

围绕电子病历标准化研究的两个关键点，即医学临床术语标准化和数据结构标准化，通过对国内外医疗信息化进程以及电子病历标准化行业现状的广泛调研，深度解析关于电子病历术语标准和数据标准研究成果、应用现状以及存在的问题，分析了目前国内外临床术语标准化研究的主要方法、技术手段，以及目前国外主流临床信息模型的理论和构建方法，为研究奠定了坚实的理论基础。

选取电子病历中包含医疗诊断信息最丰富的住院病历，对其中出现的疾病、药物、症状等医学实体进行实体识别、概念归并、知识融合，开展规范医学术语与医护人员常用术语的映射，构建一套独立于系统之外、能被广泛理解的、适用于中国国情的标准化术语规范，有助于解决术语重复、内涵不清、语义表达和理解不一致等问题，对有效推动医学信息在更大范围和更深层次上的传播、共享和使用具有重要意义。

　　同时，从数据融合和信息标准化的角度出发，基于双层信息模型理论和方法探讨基于电子病历的临床信息模型构建方法；以若干个不同医院的电子病历数据为基础，系统分析不同医院电子病历应用数据标准的现状，总结不同电子病历元数据层面的问题与特性，使用数据字典的差异性等问题，以国内电子病历数据标准为指导，融合跨院医疗机构需求，开展对电子病历数据标准的建设，为我国电子病历信息的语义标准化提供方向，为病历信息的规范化录入及数据的有效利用奠定基础。本书系统分析跨院电子病历的数据特征，开展电子病历命名实体抽取实验、电子病历中多实体融合与规范映射方法研究，实现对非结构化的电子病历文档的实体抽取，及概念归并与整合，为跨院电子病历数据挖掘提供通用工具与技术。通过对跨院电子病历数据组与数据元的分析与采集，系统开展跨院电子病历元数据融合模型构建，包括电子病历数据元素采集、分析、概念表达与构建、数据原型映射及数据模型管理，制定融合不同医院电子病历的元数据描述模型与标准框架，实现跨院电子病历数据的共享与交互。

　　由于我国电子病历数据开放共享程度较低等现实原因，书中研究仅选取了有限的几所医疗机构的电子病历数据进行临床术语的提取，以及数据标准的应用分析和建模，不能完全反映真实世界电子病历的数据规模和数据质量，仅仅是通过理论研究和实践案例结合的方法探索了临床术语标准化和电子病历数据结构化方法的可能性，距离构建真正的面向一线临床可推广应用的电子病历术语标准和数据标准还有一定的差距。

第二节　发展展望

　　习近平总书记在党的十九大报告中强调，实施健康中国战略，全面建立优质高效的医疗卫生服务体系，健全现代医院管理制度。李克强总理指出，运用"互联网＋"促进重点民生领域改善潜力巨大，要注重用互联网、大数据等提升监管效能。推进电子病历信息化建设，对建立健全现代医院管理制度，保障医疗质量和安全，提高医疗服务效率，改善群众就医体验，加强医疗服务监管，促进"智慧医院"发展等，具有重要意义。推动分布在不同部门、不同机构、不同区域的电子病历数据从分散到整合再到融合，通过电子病历标准化手段和方法，逐步解决信息孤岛、信息烟囱等问题，是现阶段电子病历信息化建设的重要内容。

　　目前国内在电子病历标准化研究方面已取得了一定的研究成果，但仍然存在着缺乏成体系的临床医学术语标准研发、维护和推广机制，缺乏基于语义互操作的临床信息模型等问题。需要从以下几个方面重点解决：

1. 规范化医学术语标准建设，推动标准的应用实施　应该从国家战略层面分析我国医学术语标准化的需求特点，明确标准研究和发展的重点任务和工作，建立医药卫生信息共享、公用的公共标准和规范。同时，加大对医学术语标准研究、推广的资金和精力投入，采取强制手段开展医学信息标准化工作，加大基层医疗机构的宣传推广力度，开展大规模持续性的培训教育工作，使医疗机构和团体认识到标准化工作的重要性，从而有效应用在实际工作中，提高医疗服务的水平和质量。

2. 借鉴国际标准化建设经验，进行本土适应性改进　充分借鉴和引用国际先进标准，加强与国际相关组织之间的沟通合作，积极开展本土化应用的深入研究，结合我国卫生医疗事业发展的特点，加强自主创新工作，对引进数据标准进行补充和维护，建设先进的、符合国情需要的医学术语标准和相关技术工具。

3. 促进行业间协同合作，开展体系化临床术语标准建设　首先要加强各科研部门间的沟通配合，对术语标准和数据标准的制定、研究和实施进行统一规划，紧密联系各级卫生医疗机构深入开展调查研究工作，充分了解标准应用实施的具体需求和背景，进行案例建设和应用，与国内具有技术优势的医疗大数据组织或企业合作，借助人工智能、云计算等先进技术手段开展大规模医学数据的标准化、数据分析、知识发现等工作，充分发挥行业内各方的人才、技术优势，将医学标准和数据的应用落到实处。

4. 开展针对大数据及人工智能的适应性研究　在大数据背景下，电子病历信息模型建设尤其需要关注与其他医学信息模型，如临床研究、临床实践指南和临床路径信息模型的整合问题，既要与国内医学信息标准一致，又要进行扩展性和适应性改造，应对大数据浪潮；同时，面对人工智能技术在医疗领域知识推理缺乏可解释性等问题，构建大规模、具备深度语义关联的医学术语标准体系，为人工智能产品运作提供基于事实的计算语境，是破解医疗人工智能实践难题的关键。

参考文献

[1] 人民日报. 实施健康中国战略 [EB/OL]. (2018 - 01 - 22) [2020 - 12 - 01]. http：//opinion. people. com. cn/n1/2018/0112/c1003 - 29760063. html

[2] 开放医疗与健康联盟. 统一的力量：临床医学术语标准化的展望 [EB/OL]. (2016 -

11－28）［2020－12－01］. http：//omaha. org. cn/index. php? g＝&m＝article&a＝index&id ＝34&cid＝11.

　［3］郑序颖. 到 2020 年电子病历要建到什么程度? 医政医管局提出具体要求! ［J］. 科技 新时代，2018（5）：17－18.

　［4］徐维，王霞，朱妍昕. 大数据背景下电子病历信息模型语义构建分析 ［J］. 中华医学 图书情报杂志，2016，25（9）：1－5.

　［5］陆春吉，李军莲，郭进京，等. 医疗人工智能与临床医学术语标准 ［J］. 医学信息学 杂志，2018，39（5）：8－11，24.